無名の語り

保健師が「家族」に出会う12の物語

宮本ふみ

はじめに

本書の著者、宮本ふみさんは、二〇〇六年一月十七日、肺がんのため五十六歳で天国に旅立ちました。多くの同僚・後輩に慕われていた彼女は、五年間の闘病生活の間も、自宅に仲間を招いて地域保健活動の勉強会を続けていました。本書に収められた十二編の物語は、そんな宮本さんがご自分の体験を現場で協働した多くの仲間に残すために綴ったものです。病を抱え苛酷な状況に陥った家族の姿や苦悩しながら援助を続ける宮本さんの姿が、相談者の個人を特定できないように複数事例を組み合わせて修飾を加え匿名化されながらも、実にリアルに描かれています。

宮本さんは保健師としては遅出の人です。新聞記者を目指して同志社大学文学部に入学するのですが、卒業後はボランティアでかかわっていた重症心身障害児施設に就職しました。当時の施設の状況、世間の障害児（者）に対する差別偏見の実態は彼女の想像を超えるものでしたが、この体験は彼女に専門職の道に進むきっかけを与えました。その後、看護師として精神科病院に勤務しましたが、そこでも「精神障害者の人権は守られていると言えるのだろうか?」と自問する日々であったようです。ですから、地域の中で障害者や病者の暮らしを支える仕事へと進んだことは、宮本さんにとって必然だったのでしょう。彼女が保健師になったのは三十四歳のとき、すでに一歳になる女の子の母でもありました。

これから始まる「家族の物語」では、保健師の前に相談者として現れた人々が、健康問題によって破綻しつつある暮らしの状況をさまざまに語っていきます。宮本さんが駆け出しの保健師であった時代から、すでに少子高齢化が進行し始めており、地域に暮らす人々の健康問題も、複雑で対応困難なものであったことがわかります。

また、本書に登場する一人ひとりの生活者の語りは、日本の保健医療システムがもつ矛盾に毅然とした態度で立ち向かい、行政にも多くの問題提起をしてきた宮本さんが聞き取った「無名の人々の声」です。個別援助の紆余曲折を中心に据えながら、物語の背景や伏線として、法律や制度の整わないなかで挑んだ地域のグループづくり、ケアシステムづくりも活写されています。個別ケースの援助で終らせず、ネットワークを育て地域のインフラとして根づかせていくという、保健師固有の機能の部分も、ぜひ味わってほしいところです。そのような活動をするためには、個人の健康問題を糸口として家族全体の問題をアセスメントし、じっくり援助していくことが必要だということが、これらの物語に宮本さんが託したメッセージだと思うからです。

地域保健福祉の制度が大きく変動するなか、私たち保健師は、「実践されていることを理論化する」という課題を抱えています。対象者個々人への「援助論」に関しても、確立された書は未だにありません。「専門性の確立が急務」と言われながら、現在も模索の途にあるというのが、保健師の現状でしょう。本書は、ベテラン保健師がこれから援助論を構築していくうえでの格好の参考書となるはずです。また、若手保健師たちは、この卓越した援助記録から、対象の深い理解のもとに援助活動を展開していく技術を学ぶことができるでしょう。保健師基礎教育のサブテキストとしても活用できそうです。さらに、他分野の方々にもぜひ読んでもらい、保健師を理解する素材としていただけたらと期待します。

私が宮本さんに出会ったのは、保健師として共に三鷹保健所に配属されたときです。それから同期の保健師として多くの時間を共にしてきました。彼女の逝去に何も手がつかなくなった私に、ある友人から手紙が届きました。

「宮本さんらしく静かに、美しく、送ってあげてください。キラリと、澄んできれいに光る星が天空に一つ加わり、私たちを見つめていてくれるような気がしませんか？　志なかばで逝かれた彼女の無念さとともに、残された多くのメッセージや、宮本さんが実践から構築された保健師の技術論を受け継ぎ、さらに深め、理論として確立していくのが、共に歩んだ保健師仲間たちに残された使命でしょう」

いま、長雨のなかで紫陽花が色づきを増しています。病床の宮本さんと毎日のように交わしたメール、折々の花を添付して、保健師業務や社会の出来事、音楽や旅行のこと、ペットの犬・猫談義までこと細かに書き込んでくれたメールを懐かしく思い出します。本書を手にとり、お読みくださる方々に、心から感謝申し上げます。

前 杏林大学教授（保健学部地域看護学）　塚原洋子

目次

表紙画…宮本廣志
装　丁…髙野京子

第1話

二〇〇×年 四月

地域に埋もれた「アルコール依存症」の真実

うっすら霞のかかった青空が心地よい。

車窓から満開の桜が見える。車中の人々の表情も、ほころんでくる。かつて通い続けた馴染みの駅を通り越し、さらに山裾に近い駅で降りる。青い峰々が眼前に迫ってくる。緑が目に優しい。風景は、建築物で遮られることなく横に緩やかに広がり、そして、このあたりの最高峰の稜線に切れ目なくつながっていく。我が家に戻ったような安堵感が、私を包む。

また、出会いの日々が始まるのだ。

二年ぶりに保健所への赴任が決まった。高層ビルで囲まれた都庁舎暮らしが、ようやく終わる。自治体の中枢に身を置いて、現場で培った体験を保健政策の充実に活かすこと――それは私には難しいものだった。人々の暮らしに密着して奮闘する同僚たちを思い浮かべながら作った夥《おびただ》しい資料は、あらかじめ決まっていた施策の、議会答弁用の資料へと形を変えた。

いつも、官僚の常識と感覚についていけない自分がいた。市井の人の暮らす場をはるか眼下に見下ろす人工神殿のような空間の中で、終日パソコンに向かって作成する文書が世の中を動かしていると自負する、そんな一部の行政マンの思い上がり。ついていけないと言うより、許せなかった。たしかに私自身、行政の末端でその文書によって動かされる一介の技術職にすぎない。だが、現場で体験する喜怒哀楽と比べると、机上の業務はあまりに空しい。早く、現場に戻りたかった。

新しい赴任地は、かつて勤務したことのある場所の隣街だった。馴染みのある風土や人情に浸れることがうれしい。同じく四月一日付で着任した上司や同僚と、これからお付き合いしていく市や町の役所に挨拶に出かける。統廃合によって三分の二が店を畳んだ保健所では、サービスメニューを市町村の棚に移して、専門店の看板を掲げていた。しばらくは、多少なりとも経験の蓄積のある保健所保健師が市町村保健師と一緒に働かせていただく。

保健所から辺縁の町までは、小一時間ほど山間を走る。渓谷に沿った車道の両脇は背の高い杉の木に守られ、カーブのたびに、雪解けの流れに反射してきらめく陽光が視界を奪う。ようやく辿り着いた集落の長閑《のどか》な佇まいに、こころと身体の緊張はゆるゆると溶けていった。

この地に根づいた人々の暮らしの中に起こるであろう、名もない無数のドラマに立ち会うこれからの日々を思い、あらためて襟を正す。やっと、手ごたえのある仕事に戻ることができたのだ。私は、生き返る。どんなことにもぶつかっていける。人々との絆を大事にしていけば、越えられない壁はない。さあ、生き生きとした営みに、明日から飛び込んでいくのだ。

＊

翌日の午後、事務所の電話の一つがけたたましく鳴った。

「すぐ、来てください！」

婦人の慌てた声がいきなり耳に入ってくる。一緒に慌ててはいけない。

「どうされました？」

一呼吸置いて、意識して静かな声で聞き返す。このような相談者は、最初は脈絡のない話し振りであることが多い。こちらが、手短に話を要約しながら事実関係を確かめると、かなり切羽つまった状況であることがわかる。

――隣の住人が、昨夜から一睡もせずに室内でドタンバタンしている。ついに、ハンマーを持ち出して、隣家との境界の壁をぶち壊し始めた。目が爛々として恐ろしい。何をされるかわからない。以前から、精神的におかしいと気づいていたが。何とかして欲しい。警察に連絡したが、なかなか来てくれない。役所に連絡したら二、三人の職員が来たが、保健所に連絡したほうがよいと言うので、こうして電話をしている。

赴任早々の穏やかでない相談に、一瞬たじろぐ。しかし、逡巡している暇はない。電話だけでは、医療確保の緊急性は判断できない。同僚は出払い、事務所の中に対応できるのは私一人だけ。とにかく現場に出向いて状況を確認せねばならない。電話の主に、十五分後には現地に着く旨を伝え、急いで地図、医療機関リスト、携帯電話、血圧計、聴診器を訪問鞄に詰め込む。

もちろん、保健所に持ち込まれる困りごとの相談や依頼すべてに、即刻応じることができるわけではない。相手の切迫感、伝えられた状況により、現場に行く必要性があるかどうかを判断する。近隣の人など、身近な第三者からの相談は緊急性を要することが多いが、実際に現場に立ち会わないことには、実情はつかめない。この場合は、相談者の不安を軽減するためにも、速やかな訪問が必要だと私には思われた。

枝垂れ桜で有名な寺院の近くにある商店街の一角に、人々が群がっている。電話の主と役所の職員は、不安な表情を隠さず、しかし遠巻きに件《くだん》の主の家を囲んでいる。通報者に経過を再確認すると、ずいぶん前から大酒飲みだったらしい。『厄介だな』と一瞬思う。散々身内に迷惑をかけてきて、絶縁されているらしいとのこと。お隣さんが何かと声をかけてあげていたが、暮らしは荒れる一方で世話の甲斐もない。ここ一か月ほど顔を見なかったので心配していたところ、昨夜から尋常でない様子が続いている、という。

近づいても返答はなく、家の入り口の板をべりべりと剝がし始めたので、安易に近づかないほうがよいと役所の職員は判断したらしい。『尻込みするなよ』と心の底で呟く。こちらが同じように怯《ひる》んでいたのでは、呼ばれた意味がないではないか。

用意してきたブルーのエプロンを着け、聴診器と血圧計を手に、本人がいる部屋に入る。

五十歳前後の痩せた小柄な男性だった。宙に視線を泳がせながら、剝がした板をあっちに置いたり、こっちに置いたりしている。

「失礼します。お忙しそうですが、少し、お話ししてもいいですか？」

ひと言ずつ区切るようにして、ゆっくりと声をかける。

「今忙しいんだ。明日までに、引越ししなければならないんだ」

ぶっきらぼうな言葉が返ってくる。室内の散乱ぶりからだけでも、「引越し」が予定された行動とは到底思えない。彼の心の中だけの予定だろう。しかし、逆らう理由もない。

「明日ですか。それは、大変ですね。お疲れではありませんか?」

「大丈夫だよ」

何とか言葉のやり取りはできそうだ。僅かでも、本人からの情報は貴重だ。

「顔見知りでもない人間が来て、びっくりなさったでしょう。私は、保健所の職員です。ここへ伺ったのは、実は、隣の奥様が昨夜から働きづめのお宅のことを心配され、様子を見てあげて欲しいと頼まれたからです。幸い、私は看護師ですから、血圧などお測りできるのですが」

私の闖入に不信感をかきたてられている様子ではない。彼は、何度か、その必要はないと断る。近くから見ると、彼の顔は心もち右目が突出している。アルコールを多飲していたことを考えると、血管系の異常があってもおかしくない。

「ちょっと右目が腫れているようですが、ものが見えにくいってことはないですか?」

その言葉に食いついてきた。何日か前から視野が狭くなり、真っ直ぐ歩けなくなっていることが、断片的な言葉から窺い知れた。

「目の違和感や歩きにくさが血圧から来ていることもあるから、念のため測定しましょうか」

促すと、今度はさして抵抗なく腕を差し出してくれた。目のことは、内心とても心配だったに違いない。

血圧は、二〇〇を超えていた。それなのに顔も唇も赤みを失って土気色だ。首のあたりは、垢にまみれている。「食事は?」と尋ねると、「適当に食べてるよ!」と怒ったように答える。しかし奥の部屋を見ると、小さな卓袱台《ちゃぶだい》の上に欠けた湯のみが転がっていて、そのそばに空の一升瓶がいくつもあるだけだ。冷蔵庫さえ見当たらない。臭気の漂う布団には、煙草のこげ痕が目立つ。その布団の周りには、ガラスの破片が散らばっている。

ひとことで言えば、この男性の日々は混乱の極みにあり、とても一人で生活できる状況ではない。生命に関わる状況だと思った。どうにかして、この人の安全を確保しなければならない。内科か精神科か？

「放っておくのはとても心配ですから、今日中に医者に見てもらったほうがいいですね」

とりあえずそう伝えてみる。

対話はかろうじて成立するものの、注意はあちこちに向いて集中できない。一時も落ち着かない様子、昨日からの奇行、妄想めいた言動などから、とても内科で済ませられる事態とは思われなかった。職場に電話し、私の上司でもある医師の訪問診療を依頼する。医師の到着を待つ間、隣家の人と役所の人に、受診に向けて動く必要があると伝える。

しかしそうなると、お金や保証人の問題など、家族の協力が必要になる。精神医療では、治療が必要であるのに本人が受診を拒否したときには、保護者の同意があれば、医療を確保できる仕組みになっている。「医療保護入院」という精神科診療に固有の制度だ。その制度に沿って動かねばならない可能性が高いと考えられたので、至急家族へ連絡を試みる。

最初に医師が到着した。医師は、アルコール譫妄と暫定診断し、精神科受診を本人に説得し始めた。まもなく家族も現れた。本人の唯一の身内である姉は、しかし、苦りきった表情をしている。呼ばれたこと自体が迷惑という心中がありありと伝わってくる。

受診の必要性を説明し、協力を要請するが、姉は、入院費など出せない、今さら保護者役を担うつもりもない、という。専門家に相談しないまま、酒浸りの身内を熱心に世話した時期を経て、ついに愛想を尽かし見捨ててしまうというパターンだろう。顔を見るのも御免蒙りたいと思うくらい、迷惑をかけられてきたのだろう。その気持ちを推し量りながらも、重ねて協力を依頼する。

その間、医師は本人と話を続けている。天井を憎々しげに見上げながら、あの隙間から誰かが覗き込んだなどと言っている。幻覚があるらしい。

そうこうしているうちに、あたりが仄暗くなってきた。この時間帯になってしまうと、一般の精神科病院への受診はほとんど不可能になる。緊急に受診できる公立病院には車で一時間以上かかる。本人は、反抗的ではないが、病院に行くことになかなか同意してくれない。もう一度姉に、一緒に説得してくれるようにお願いした。

「いっそ死んでもらったほうがいいんです。こんな騒ぎまで起こして、もう命を助けてもらいたいとは思いません」

とうとう姉は自分だけの結論にたどり着いてしまった。

これ以上、姉の協力をあてにする暇はない。しかし、受診させないわけにはいかない。医師と相談し、本人・家族が同意しなくても受診につなげられる警察官通報への切り替えを目論《もくろ》む。この方法は、自分あるいは他人を傷つけるおそれがあり、かつ精神科治療が必要と思われる人のために、本人や家族の意思表示を待たずに行政が強制的に医療を確保する「措置入院」という仕組みと連結している。そうした状況では傷害沙汰が起こることもあるため、警察に関与してもらわざるを得ず、とりわけ生活安全課と協力する局面が増えてくる。

早速警察に連絡し、現場に来てもらう。が、保健所がすでに介入しているので、少し引き気味だ。強制入院に持ち込む場合、警察官は所定の都道府県部署に通報することが手続き上の原則になっている。警察から精神科夜間救急対応のコントロールセンターに通報してもらう。しかし、通報して直ちに救急病院の受診につながるとは限らない。とくに、アルコールがらみのケースでは即日受診を断られることも多い。酔いが醒めた頃に受診となっても、その時点では激しい症状が目立たなくなっており、入院させづらくなってしまうというのに。

最初に厄介と思ったのは、この事情の故である。センターの職員は、現場にいるわけではない。こちらからの情報で緊急受診の適否を判断するのだが、われわれ現場の切迫感を汲み取ってくれない彼らの対応に、業を煮やすこともしばしばである。飲酒患者であるとの情報を入れただけで「明日の受診」に回されて、結局自殺を防げなかった苦い体験がある。この日も、センター職員の悠長さと応酬したあげく、医師の診察も受けているということで了解してもらい、ようやく受診先を確保することができた。午後八時を過ぎていた。

姉は病院への同行を拒んだ。役所の職員も、早々に引き上げる。警察は、移送には協力するが、受診には立ち会わない、という。受診の必要性を判断し、その手続きを進めた以上、こちらが最後まで責任をもつことになるのは仕方のないことだ。車で一時間以上かかる病院まで同行し、診察室に同席することになった。

⁂

夜間救急の受付で散々待たされ、ようやく担当の若い精神科医の診察が始まった。問診中も、本人を落ち着かせるよう声をかけたり、妄想から来る恐怖感を和らげてあげねばならない。その間を縫って状況の推移を上司に報告しておく。診察は一時間ほどかかり、アルコール譫妄のため自傷他害のおそれがあり、措置入院の手続きをとることになった。やっと一件落着とほっとしかけたところ、念のためCTスキャンを撮るので、もう少し待って欲しい、と看護師から伝えられる。結果が来るまでの時の流れのなんと遅いこと。しかし、この検査のおかげでアルコール譫妄だけでなく、脳の橋部に出血の所見が見つかった。いま発見できたことを喜ぶべきだと自分に言い聞かせる。帰路に着いたときには、日付がかわっていた。

この男性は、半年後退院したが、さらに半年後、人知れず亡くなっているのを民生委員に発見された。酒がやめられなかったのであろう。

生活費は生活保護で賄われていた。民生委員は、生活保護のケースワーカーからの依頼と助言を得ながら、こまめに面倒を見ていたらしい。退院後のアフターケアについて関係者で協議する機会を一度ももてなかったことが悔やまれた。退院前に病院から保健所に連絡はなく、ケースワーカーも情報を回さなかった。病院-福祉事務所-民生委員のラインはできていたようだが、保健師が支援ネットワークに組み込まれていなかったという事実は、新しい赴任地での課題を早速私につきつけた。

ネットが構築されていれば、情報は速やかに届く。生活上の大きな変化を早くキャッチしていれば、私たちにも何らかの側方援助ができたはずだ。この地では、まだ生活保護のケースワーカーと保健師との連携は積み重ねられていないようだ。これから、それを作っていかねばなるまい。

かつていた別の街では、福祉事務所との連携は日常的だった。入院援助の局面で協働し、ゴミ騒動で協働し、地域生活支援チームを作り、非行少女の更正援助に向けた連携など、数え上げたらきりがない。個別対応だけでなく、アルコホリクスの自助グループ支援、精神障害者共同作業所作りなどの社会資源開発についても、共同歩調をとり、協力関係を深めていった。それが、むしろ稀少な例であることを知ったのは、転勤後のことだった。

ところ変われば、ひと変わる。職業上の付き合いの性質が、その街の風土によっても左右されることを学んだ。古くからの地縁・血縁社会がまだ息づいているこのあたりでは、新しい人間関係にことさら用心深いのかもしれない。時間をかけて、誠意や熱意を示し続けることができれば、徐々にでも人の心は開かれていくだろうと私は信じた。

それにしても、この男性の一生には、どんな意味があったのだろう。好きな酒で死ねて本望だった、という見方もあるだろう。散々人に迷惑をかけたのだから、一人で惨めに死んでも仕方がない、当然の報いだ、と考える人もいるだろう。そんな他人の思惑とは無関係に、彼は彼なりに、自分の人生との決着のつけ方を知っていたのかもしれない。

しかし、彼の生命を守るために精力を注いだ深夜に及ぶあの半日は、仕事として、お役目として、否、私自身にとってどんな意味があったのだろうか。とどのつまり、彼は、一年後同じような状況の中で命を落としてしまったではないか……。すでに繰り返しアルコール漬けになっていた彼の身体では、早晩あのような最期を遂げるのも仕方がないと、醒めた声が内側で囁く。そんなふうに自分の怠慢を正当化していいのかと、熱い声がむしかえす。

こんな心の動揺は、珍しいことでもない。多くの事例に並行して対応していくなら、先方からの働きかけが活発なほうに、より精力を注ぐことにならざるを得ない。本人からも、家族からも、関係者からも、音沙汰がなければそのまま忘れ去られていくしかないのだ。こうして、いつの間にか私たちは「やむを得ない死」に慣れていく。

わずかでも、本人と心の交流が果たされていたら、その死に心震え、なにかの教えを受け取ることができたかもしれない。それなのに私は、彼の死を淡々と、必然の如く受け止めている。我と我が心の弛緩を認めないわけにはいかない。

病院に連れて行くまでのあの騒動が保健所の提供できた援助のすべてとなってしまった今、あの日の働きを、アルコール依存症者の回復のためのネットワーク作りに結びつけられなかったのはどうしてだったのか。それを可能にするために、この地に関係者との出会いの場を意図的に作り出していくことから始めよう。そして、あらためて、相談の一つ一つに丁寧に、誠実に、緊張感を持って対応していこうと気を引き締める。

赴任直後のこの相談は、しかし、それに続く奮闘の日々の、序章にしかすぎなかった。

第2話

二〇〇×年　五月

ゴミ屋敷に住む兄妹を救出せよ

この街の空は、広々としている。

五月になると、霞がしだいに引いて明るい水色がどこまでも広がっていく。この街には、高層ビルも煙突がそびえる工場もない。山奥の樹木の呼吸に洗われた空気がそのまま流れ込み、一つ一つ違った形の家並みが山の裾野を背にして続いている。高いビルや煙突は、遥かな奥行きを堪能させてくれるこの街の景色には似合わない。けれども、東のほうからひたひたと押し寄せてくる高層マンションがこの街の見晴らしを分断していくのも、そう遠くはないことだろう。

新しい土地に赴任して一か月。現場感覚はすでに戻っていた。

❊

アポなしの来所者の相談を終えて自分の机に戻り、新しい相談カルテを取り出した。

五十歳前後と思われるその女性は、最初貧血について教えて欲しいと切り出した。彼女自身のことかと思っていたら、実は二十歳を過ぎた娘のことだという。婉曲な言い回しをするその婦人から、やっと娘の極端な痩せが心配で仕方がないということを確認できたのは、面接を始めて四十分ぐらい経ってからのことだった。

彼女は娘の仕事がいかに過酷なものであるかを力説し、その仕事の大変さと娘の貧血との関係を強調した。こんな時は、本当の原因を隠していることが多いという経験がアラームを鳴らす。人あたりの良い態度の底に、頑なもう一つの心の存在が察知され、単なる栄養相談だけにすり替えられては意味がないなと思う。

今までそうして自らを偽って問題を直視することを先送りしてきたのかもしれないけれど、今日という日に、折角思い切って保健所の門をくぐってきた貴女の労を無駄にはさせませんよ、と心の中で気持ちを引き締める。

「ご心配は、別のところにもおありではありませんか？」

ひと呼吸置いて少し突いてみる。

ハッとしたように、しかし同時にホッとしたような複雑な表情が浮かんだ。ここ数年来娘の身体は痩せ続け、それにもかかわらずサウナ通いやエアロビクスに没頭する日々が続いていた。しかも娘はひそかに自傷を繰り返しており、そのことが他人に相談させるのをこの母にためらわせていた。

あとの二十分ほどで、その娘が摂食障害と診断されるであろうこと、それは心の病気として捉えられること、なるべく早くに専門治療が必要なことを説明した。具体的にどのような方法を取ったらよいか、地域を担当する保健師が今後継続して相談する用意があることも伝え、担当保健師の名刺を渡して相談を終了した。その婦人の、煙幕を張ったような言い回しにいささか疲労を感じつつ、同時にこうした来談者に対して、煙の出処を探求したがる自分の性癖を改めて発見した。この面接は来談者にとって望む結果につながっていくだろうかと自問しながら、地区担当者へ申し送りする準備を始めたのだった。

婦人から聞かされた話を保健師用語に置き換えながら相談カルテを埋めていく。その作業が五分と経たないうちに事務方から電話が回されてきた。

「住民からの苦情なんですが」

苦情といったって色々あるだろう。内容を何も聞かずに回すなんて、少し無気力ではないかという思いを抑えながらその電話を引き継ぐ。

「お電話替わりました。繰り返しになるかもしれませんが、もう一度ご説明いただけますか?」

電話は、街の中心部にある団地の自治会長さんからだった。団地の一棟の住人から、ゴミと悪臭についての苦情が寄せられているという。その棟の一階に住むある家庭が元凶であることははっきりしている。その家の前にはいつもゴミが放置されたままであり、生ゴミは腐敗している。自治会長としてその家の住人に注意したいが、老齢に差しかかるその家の主婦はどうも心の病気で入院しているらしい。留守を預かっているはずの成人した息子、娘もどうも普通の様子ではない。そこで保健所に相談をもちかけたというわけだ。

特別に急がねばならない話でもなさそうだ。しかし、会長の声は甲高く、気が急いている。

「調べられるところを少し調べてから、後日あらためて伺いましょう」

「いや、何とか今日中に様子を見にきてくれませんかねえ」

きっと会長さんは一人で矢面に立たされ大変なのだろう。しかし、その地域を担当する保健師は遠方に出張で今日は帰らない。私は、午後に精神障害者の家族会に進行役として出席しなければならない。が、会のあとの書類作業を犠牲にすればどうにか時間は確保できなくもないと算段する。午後四時過ぎに、自治会長宅に伺うことを約束して、受話器を置いた。こんなふうにして、面接記録も事業記録も後回しにされていく。今週は、居残りの時間が増えることだろうが、まあ仕方がない。

家族会は、いつものことながら、高齢者の繰言を聞く会に終わってしまった。統合失調症の好発年齢は二十歳前後。患者自身は長い闘病の日々を重ね、すでに壮年期に達している人も多い。親の世代は、通常なら子どもに面倒をみてもらう年代だ。親自身、七、八十歳の身で高血圧や心臓病、難聴などを抱えている。我が子の病の重圧を共に負い、社会的に自立する希望の薄さを思い、自分たちが亡きあとのことに思いを馳せると、憂いが絶えるときはない。悠々自適の老後とは程遠い毎日を嘆くだけで、時間は過ぎてしまう。それだけならいいのだが、難聴の親が周囲に構わず唐突に話し出すこともある。皆で分かち合うべき時間を独占してしまう親もいる。話の流れが散漫になると、無関係なおしゃべりも始まる。それらを受け止めつつ、努めて最初の検討議題に流れを戻すのに腐心する。それでも、月一度のこの集いを、少しでも来てよかったと思えるものにしていきたい。

そう、親の世代も深く傷ついている。親としての責任感、自信、愛情がたびたび引き裂かれ、いまだ容赦のない社会の偏見に晒され、疲れ果てている。心が不安に支配され、希望を失いがちだとしても、それを責めることはできない。だからこの集いが、少しでも気晴らしのできる場であれば、それだけでいいとも思う。

それにしても、自分の心まで沈んでいくのは、親たちの負のエネルギーにまともに付き合ったせいであろうか？　いけない、いけない。一緒に沈んでいくのでは私たちが立ち会う意味がない。彼らの憂いと嘆きの陰にひそむ、それでも生きていこうという正のエネルギーを発掘しなくてはならない。

会を終えたあと、しばし振り返る。グループワーク記録に書きとめておくべき内容を頭で整理し、自治会長との約束の準備に移った。

＊

団地の自治会長の家には、その棟の住人数人が同席していた。まず皆の言い分を聞く。

ゴミの放置と悪臭はここ半年ほど続いている。それまでは、母親が家にいて、そのような問題はなかった。息子と娘が二人で暮らすようになって、だらしなくなった。近所の人が出向いて幾度となくゴミ捨てのルールや場所を教えた。兄妹はその場では素直に頷くが、行動につながったためしがない。気温が上昇しはじめてからは、悪臭は広がり、ゴミが放置された玄関先の共用スペースに虫が這うようになった。共同住人として我慢の限界にきている。自分たちにできるのは注意することくらいだ。それ以上のことは行政にお願いするしかない。

しかし、こちらとしても、「はい、わかりました」と簡単に請け負うわけにはいかない。ゴミや虫に関しては、市の環境衛生課のほうが関与の口実を見つけられるだろう。保健所としては健康問題に絡めた口実がないと関与しにくいという事情を説明し、家族の状況について何か知っていることはないか聞いてみる。兄妹の両親はずいぶん前に離婚し、家を出た父は一切顔を見せていないようだ。息子も、娘も、無口で大人しく、ほとんど外出しない。二人がどんな健康状態にあるのかも、その暮らしぶりも、結局のところ、向こう三軒両隣の人々にもよくわからない。

食事はどうなっているのだろうか。悪臭源となっている生ゴミが出されているのだから、何か食べてはいるのだろう。二人の精神状態と生活の乱れがどの程度かという問題は、やはり、会ってみないとわからない。会長さんと一緒にその家を訪れることに決めた。

ドアの前には、なるほどゴミが散乱している。すえた臭いが鼻を突き刺す。ゴミの所定の捨て場所に直接捨てに行ったことがないのかもしれない。会長さんから声をかけてもらう。

がさごそと物をよけながら近づく足音がして、重そうな金属のドアの軋み音とともに、小太りの青年が姿を見せた。青白い顔をしている。今まで散々注意を受けているせいか、自治会長の訪問にいくらか恐縮の態度が混じっている。会長が黙ったままなので、半歩前に出て自己紹介する。

「保健所のものですが、宮本といいます。お母さんがいらっしゃらないと何かと不便だろうし、健康も損ないがちですから、それで、お身体の状態が心配だなと思って伺ったんですが」

彼は、手や身体をボリボリ掻きながら、ぼんやりした様子だ。きちんと言葉は届いているのだろうか。彼の腕を見ると、赤や茶色の丸い発疹がいっぱい並んでいる。ダニの噛み痕にちがいない。相当痒いことだろう。体幹も襲われているかもしれない。当然妹のほうも被害にあっていることだろう。二言三言やりとりして、とりあえず、言葉の理解がひどく損なわれているとは思われない。

「ああ、虫に噛まれているんですか。痒くてつらいでしょう。妹さんも大変ではないですか。私は看護師ですから、いくらかお役に立てるかもしれません。妹さんの状態も見たほうがよさそうですね」

いささか強引に、室内に通してくれるよう促す。兄はさしたる抵抗を見せず、妹は奥の部屋だと顔をその方向に向けて示し、会長さんと私を家にあげてくれた。初回訪問で家にあげてくれるのは、相手が希望した訪問以外では、そう多くはない。このような場合、私は、相手の気持ちを過剰に配慮せず、チャンスと見れば一気に接近する流儀である。その強気があだになって、猫を投げつけられたり、罵詈雑言を浴びせられたり、目の前でドアをがしゃんと閉じられることもなかったわけではないが、何度かの失敗を重ね、押すべきか引くべきかの微妙な呼吸が、相手と対したときにはそれほど難しいとは思わないようになった。兄の表情はあまり感情を伴わないものだったが、その眼《まなこ》は険しくはなかった。他人にあまり関心を抱かないようであったが、極端に避けたいとの怯えや嫌悪の様子もなかった。私たちの訪問を面倒くさいとは思っていても、敵意を抱くまでには至っていないだろうと推察された。

電燈を灯さない暗いままのキッチンの向こうに部屋が二つあり、その右側が妹の部屋だった。横目で見たキッチンには、食べ残しのカップラーメンがあちこちに散らばり、ゴミの山がいくつもあり、廊下には茶羽ゴキブリが蠢《うごめ》いていた。少し、背筋が寒くなる。もちろんそんなことはおくびにも出さず、歩を進め兄にふすまを開けてもらう。妹は、カーテンを閉じたままの薄暗い部屋の片隅で布団にくるまっていた。もう一度自己紹介し、ここに来た理由を伝え、虫の被害状況を尋ねる。布団からむっくり起きだした彼女は、やはり太った身体だ。剝き出しの青白い手足は、兄よりもひどい被害を被っている。引っかき傷の跡が痛々しく、一部化膿しているところもある。

「これではつらいでしょう。膿んでいるところはお薬が必要ですね。皮膚科に受診したほうがいいと思いますよ」

妹は、以前に通っていた病院で、薬を貰ってきてほしいと言う。不眠にも苦しんでいる様子である。よく聞いてみると、母が元気な頃には、妹は母と一緒に遠くの病院の精神科に通院していたらしい。母が入院してからは面倒になり、もう四か月ほど通院が途切れているという。最近は、外から人に見られているように感じるので一日中カーテンを閉じ、布団にくるまって姿が見えないようにしている、とのことだった。風呂に入るのも億劫だというその肌はじめじめしていて、虫が好んで寄りつきそうだ。気の毒ではあるが、これで、保健師が堂々と関与するべき理由が見出せたのは大きな収穫だった。

もう一歩踏み込んでみる。

「今、お母さんがいない間だけど、早いうちに一度、家の中を全部掃除しないと虫の被害はもっとひどくなりますよ。ゴミのことは近所の人も困ってるみたいだし。このままだと、この団地にいづらくなるかもしれないでしょう。お母さんだって自分のいないうちに騒動になることは、たぶん不本意ですよ。気持ちのよい暮らしを取り戻すために、大掃除をしませんか。二人だけでできない部分は、お手伝いするから」

そう提案してみた。そして妹に、

「眠れないこと、人に見られる気がするのもつらいよね。以前通っていた病院の先生に相談に行くことにしよう。私も一緒に行ってもいいかな」

と聞いた。

二人とも、反論もせず、私の提案を意外にあっさりと受け入れてくれた。虫害と生ゴミの悪臭は、二人にもよほど厄介なことだったのだろう。

自治会長の家に戻り、今後のことを確認した。離婚のときの慰謝料でもあるのであろうか、この家は生活保護を受けてはいなかった。だから、福祉事務所の協力はあまりあてにできない。保健所内で協力者を募るしかない。保健所で態勢を組めるよう試み、人手の算段がついたら、その時点で本人たちと会長に再度連絡し、大掃除のXデイを決めることにした。

その日は、自治会長には立ち会っていただくだけにしたほうがいいだろう。住民から協力者を募ることも控えるべきだろう。兄妹の家の中のことが知られて、口さがない人々の噂話となって広がりでもしたら大変だ。世の中、善意の人ばかりとは限らない。弱い者を助けているつもりで、結果的に相手を傷つけることになってしまうようなケースはうんざりするほど転がっている。援助を受け入れてくれたこの兄妹の純朴な信頼感を裏切ってはならない。

翌日一番に地区担当保健師に事の次第を申し送る。Xデイの前に一度、私とこの家を訪問し顔つなぎをしておくこと、大掃除までは私も手伝うこと、妹の受診援助からは地区担当の責任とすることを申し合わせた。同僚たちに大掃除へ協力してもらえないかと呼びかけることが次の仕事だ。幸い今度の職場には、ホームヘルパーの仕事はしないなどと無粋なことを言う人はいない。保健師をやっていれば、遅かれ早かれゴミやゴキブリとの格闘を要するケースに遭遇することは避けられないのだ。早速同僚の二人が協力を申し出てくれた。

所内の環境衛生課には、環境衛生監視員という職能者がいる。ふだんは、プールの消毒状態や水道の水質を監視したり、害虫駆除についての指導にあたっている。ダニの被害状況については、その家の実情を一緒に見てくれることになった。しかし、「根本的な対策はゴミの始末と大掃除以外にないでしょうが、私の立場はあくまで指導することとですから」と、掃除への協力には難色を示す。私たちだって、立場上の役割は保健指導までだ。だが、口頭の指導だけでは環境改善が期待できず、多くの領域にまたがる問題を抱えている家族であるからこそ、多職種が一緒に取り組める方法を模索しているのである。監視員の役人的対応に、前の職場の行政マンに向けた思いを蘇らせてしまう。それでも、大掃除の日に立ち会ってくれるだけでも助けにはなる。

まだ、人手が足りない。駄目もとで、福祉事務所に協力を依頼することにした。こんなとき、気軽に動いてくれるケースワーカーのいた以前の勤務地のことを思い出す。この街では、生活保護世帯であればともかく、そうでない家族へ、しかも大掃除の協力など無理だと言われるかもしれない。

福祉事務所を訪ねて一部始終を伝えるが、予想通り色よい反応は見せない。それでも粘って話を続けていると、事務所の衝立の向こうから査察指導員という指導的立場のケースワーカーがひょいと顔を出した。

「市民の生活の困りごとに保健所が協力しようというんだから、市のほうが知らない振りをするわけにはいかないでしょう」

うれしい言葉がかけられた。ここでだめなら次は市のゴミ対策課に行こうかと諦めかけていた頃の申し出だった。やっぱり直接出向いてぶつかってみるものだ。結局、福祉事務所のケースワーカーが三人も応援してくれることになった。

大掃除は、思ったより大ごとになってしまった。環境衛生監視員が、家具を全部外に出して徹底的に掃除し、隅々まで薬を撒かなければダニは根絶できない、と言うのである。男性スタッフに家具を外に出してもらい、私たちと兄、妹で掃除に取りかかった。兄はたまったゴミを運ぶぐらいのことはしてくれたが、妹はすぐにしゃがみこんでしまう。人がたくさん来ることだけでもひどく疲れるのだろう。気の毒だったが、今日一日はやむを得ない。

台所は、ことのほか荒れていた。腐った食べ残しが入ったままの鍋がいくつもある。ふたを開けると、数え切れないほどのゴキブリが一斉に這い出し、狭い台所をわんわんと飛び交った。まだ若い地区担当保健師は思わず顔をそむけ耳を塞いでいる。彼女の前で、私はことさら平然として、無造作に鍋の一つを手にとり、錆びた蛇口を思い切りひねってざぶざぶと洗い始めた。彼女はそれを見て、ああ仕方ない、と覚悟を決めたそうである。その後の彼女の動きは見違えるほど俊敏だった。それにしてもあの環境衛生監視員ときたら、指示は出すが、決して手は出そうとしない。普通なら、皆が汗水たらして身体を動かしているのを黙って見てはいられないだろうに。

朝十時前から始まった大作戦は、午後二時過ぎになってようやく終わりが見えてきた。

綺麗に片付き、消毒薬のにおいが残る室内に、この兄妹は幾分戸惑っている様子だった。それでも、虫に噛まれるつらさから解放されることは、きっと心地よさをもたらすはずだ。何週間かすれば元の木阿弥になってしまうかもしれないが、妹を治療ルートに戻し、地区担当が根気よく対応していけば、ゴミを決まった場所に持っていけるようになるくらいの期待はしてもよさそうだ。それがまた、この兄妹が団地の住民に受け入れられていく契機にもなるだろう。

福祉事務所のケースワーカーとは、気持ちよく協働することができた。今後、様々な形で連携を図っていくきっかけとなってくれたらと願う。汗を流すことを通じて仲間意識を深められる喜びを、久しぶりに味わった。

地区担当保健師は、妹を医療ルートに乗せる働きかけをきちんと続けていた。何回かの家庭訪問のあと、同行受診にこぎつけた。受診の際には、その病院に入院していた母を一緒に見舞い、母にも馴染んでもらうよう努力していた。

二、三度受診に同伴すると、それからは、一人で受診できるようになった。被害的な考えは影を潜め、よく眠れるようになった。ダニの被害も治まっていた。表情は柔和になり、近くの病院の精神科デイケアのメンバーとなった。ときおり保健所のデイケアにも顔を出してくれる。ここまでくれば、近所の人も苦情を言いようがない。兄は、相変わらず人と接触することの少ない日々を過ごしていたが、妹が安定していれば、「ちょっと変わった無口な人」として静かに生きていけるかもしれない。

そのうちに、母の症状も落ち着き、退院の日を迎えた。そしてこの三人の親子の暮らす家は元のように団地のルールをきちんと守る家族に戻った。

＊

家族の重要なメンバーの病気をきっかけに、生活が崩れていく家族は珍しくない。多くは、他人の注意を喚起することもなく、あるいは、周りの人が多少の迷惑を感じながらも、そのまま過ぎていく。団地や住宅密集地域、住民が行政にものを言いやすい土壌の地域では、このような家族の問題が行政の窓口に届く機会が増える。そのことを、プライバシーに踏み込む好ましくない風潮と見る向きもあるかもしれない。保健所への相談の動機は、住民エゴに根ざしているのかもしれない。しかし、どのような形にせよ、困った問題を看過することなく、何とか改善したいという多くの人の思いが契機となり、その妹はより早く適切な治療を取り戻すことにつながった。

この街には、この街なりの住民同士の付き合い方がある。それに合わせて、私は顔馴染みを増やし、理解者を増やしていかなければならない。そのためにも、大勢のスタッフを巻き込んだ大掃除は、決してやりすぎのお節介ではなかったと、私は自分に言い聞かせた。

第3話

二〇〇×年　六月

家庭内暴力に悩む父と母の実像

地球温暖化の影響を受けてか、最近の梅雨には風情がない。何日もそぼ降る雨の中、紫陽花の大きな葉の上でカタツムリがゆっくり散歩しているのを、日がな一日眺めて過ごすなどというこの季節の楽しみ方を、ここ何年もしていないような気がする。とくに今年は、亜熱帯のスコールのようなけたたましく勇ましい雨が断続して降るばかりだ。雲が切れて陽が射すと、真夏のようにじりじりと蒸し暑い。こんなふうだと、「あめあめ　ふれふれ」や「てるてる坊主」のような童謡も、リアリティに欠ける歌として廃れていくのかもしれない。梅雨は鬱陶しくて嫌いだという人もいるだろうが、私には、世間の喧騒が雨音に洗われるこの季節は、静かに日ごろ感じていることを吟味するのに相応しい季節だった。それなのに、最近の梅雨ときたら、時の疾走に追い討ちをかけているようだ。

❇

そぼ降る雨もおつなものだと思ってはいても、保健所主催の講演会や精神障害者のグループ活動の日には、さすがに集客状況が気になってしまう。

一般市民を対象とした講演会は、水物だ。時流の話題を著名な人に講演してもらうのならともかく、役所の僅かな予算で招聘できる人は限られている。こちらも、「ほとんどボランティアになってしまいますが」と講演の依頼を切り出すことになる。そのうえ、事前の広報を念入りにしても、数十人も集客できれば御の字だから、話し手も興ざめであろう。前宣伝が遅れたり、悪天候に祟られれば、その日は閑散とした会になってしまう。インターネットが普及して多様な情報が手軽に入手できる昨今は、普及啓発的な講演会はもはや時代錯誤と言えるかもしれない。市民との情報の共有方法について、これまでのやり方を変えていく必要があると思いながら、相も変わらぬ事業実施要綱に沿った予算消化に流れてしまう。多忙さに取り紛れて、しだいに惰性への警戒心すら削がれてしまう。

保健所デイケアへの参加は、精神病患者にとって心踊る体験とは言い難いだろう。たいていの参加者は、いつもより少し早く起きなければならない。前夜服用した眠剤の影響が残っている人もいるだろう。いい大人になって、仕事に出るわけでもなく、昼間からサークル活動のようなことをすることに、なんだか気が引けてしまうかもしれない。そうした思いを心の底に秘めている人は少なくない。そこに雨など降ろうものなら、億劫さの言い訳も立ちやすいというものだ。彼らのもの憂さを払拭する何ごとかを提供する自信がなければ、休むのも当然とこちらのほうでも考えてしまう。

階下の講堂で行われているデイケアの様子を窺うと、小雨が続くなか、欠席しているのは二、三人だけのようだ。料理プログラムの日だからだろうか。

午後からは、パーキンソン病に関する当事者向けの教育講演が予定されている。足元が悪くなるので、話を聞きたくても当の患者さんは来所しにくいことだろう。送迎バスでもあればいいのだが、当方にそんな予算はない。事業効率を上げろと繰り返し通達が来るけれど、現場が必要だと求める予算要求がそのまま認定されることはまずない。企業だったら、どんな発想をするのだろうかと知恵を寄せ合い、少ない予算で工夫を凝らすが、思ったようには客が集まらずにスクラップにされていく事業は多い。ヒューマン・サービスとて、情熱と誠実さだけで成立するわけではない。安い元手でいい商品を生み出すことは至難の業だ。

本日の私の担当業務は、午前中は電話相談と来所者の相談窓口対応だ。

当所の保健指導係には十六名の保健師がいるが、ほとんどは所内で並行して行われている三、四種の保健事業の運営に張りついているか、地域の関連機関との協議、市町村事業への応援などに出かけている。そうした担当事業のない日に家庭訪問に出かけるわけだが、私たち保健師は事業や会議に縛られないその日を心待ちにしている。それが保健師の本領を発揮できる日だからである。家庭訪問が、これらの事業と比べてどちらかといえば庶務雑用に区分されがちであることに大きな不満を抱きつつ、少しでも空いた時間を見つけては訪問に出かける。それが街に保健所が解け込んでいた時代の保健師の当たり前の姿だった。今は、ちょっと出かけようにも一時間かかるところへは、事業が終わった夕刻からでは足を向け難い。せっかく関係のついた、気がかりな家の様子を窺いに行く時間を確保できないのが口惜しい。

事務所には、最低二人の遊軍保健師がいないと窓口対応に支障が出ることが多い。単なる書類の受付や、簡単な照会事項であれば問題ないが、それ以上の情報提供や込み入った相談が持ち込まれると、事務職員は保健事業に出ている保健師に電話を回さざるを得ない。アポなしの深刻な相談を逃さないためにも、面接担当者を決めてスタンバイさせることが必要になる。

窓口対応の日には、何が来るかわからないという緊張感がある。対応に思いのほか消耗していることも少なくない。初回の電話や面接が、その後の援助の流れを支配することが多いからだ。チャンスがあったのに、初回の拙い対応のために人の命が失われることもある。最初にきちんと受け止めることができれば、その後の支援が容易になる。そう思うと、いま自分に投げかけられようとしているものがどんな球筋なのか見極めるために、少しも気を緩められなくなってくる。

それにしても保健所に独立した相談室がないというのは困ったものだ。受付のすぐ傍に相談コーナーとして椅子とテーブルが据えられているが、パーティションで仕切られているだけで話は周囲に筒抜けだ。これでは、プライバシーを守るどころか、相談者はあたりに気を遣いながらおずおずと話さざるを得ない。だから、デリケートな相談事とみたときには、使っていない会議室やときには倉庫代わりに使っている部屋の一隅に机と椅子をセットして話を聴く。来所者のために、小さくても温かみが感じられる相談室が不可欠だ。

⁂

端正な身なりをした中年の夫婦が来所した。

「実は、高一の息子のことで相談がありまして」

平日に働き盛りの世代が夫婦揃って来るというのはよほどのことだろう。もっともたいていの場合、母だけで来る場合よりずっといい。家族の問題がすでに夫婦間で話し合われていることを証明しているからだ。

話は、父のほうから切り出した。父は大学教授で教育学が専門だという。母は高校教師の経験のある専業主婦である。父が主に話し、事実関係について母が訂正するという形で面接は流れていった。子どもについての相談の場合、一般的には主に母が話し父はそれをバックアップするというパターンが多い。それが逆になっていることが、まず私の注意を喚起した。

「息子の暴力は、最初は手が出る感じでしたが、今では私に椅子を投げつけるようなことまでするように……」

夫婦には二人の子どもがいて、上は高校三年の娘、下は高校一年の息子。この息子が不登校と家庭内暴力を抱えているという。息子は、幼い頃は人懐こい子どもで、近所の人気者でもあった。小学校の頃はとくに問題はなく、学校の成績もよかった。家には友達がしょっちゅう遊びに来ていたという。高学年からサッカークラブに入り、サッカーに熱中するごく普通の子だった。

中学時代も一年生の頃は問題なかった。二年生の後半、進学先が話題になり始めてから、息子は毎朝身体の不調を訴えては学校を休みがちとなった。成績は下降し、言葉遣いや行動が粗暴になり、ときに父親に暴力をふるうようになった。三年時には卒業が危ぶまれる程度の出席日数だった。結局、本人にとっては不本意な中クラスの私立高校に推薦で入学したが、入学後ほとんど登校せず今に至っている。

息子の暴力はしだいにエスカレートしている。このままだと傷害事件にも発展しかねない。

「ご主人は、息子さんが暴力をふるうとき、どんなふうに対処されているのですか」

「私も、これまで仕事にかまけて息子と膝つきあわせていろいろ話を聞いてきませんでしたし、これで息子の気が晴れるのなら、という気持ちもありまして」

父は、専門家だけあって、《ひきこもり》や《家庭内暴力》に関する多くの書物を読み漁ったらしい。ある高名な心理学者の著書に、親への暴力はその子どもの愛情希求の一表現であり、それを理解し丸ごと受け止める必要があると書いてあったという。父としても、これまでの接し方に負い目もあったので、再び親密な関係を取り戻す縁《よすが》になるならと、あえて抵抗せず耐えているのだという。

「息子さんが暴力をふるうのは、どんなときなんですか？　まったく唐突になのか、ある程度予測がつくのでしょうか」

父は、息子は自分と顔をあわせるだけで暴力的になるというが、母はある程度予測がつくという。婉曲な言い回しであったが、母は父の言葉が息子の暴力を助長すると感じているらしい。ここはもう少し母に話を聞いてみたい。

「なるべく具体的に、暴力が発生した一場面の経過を詳しく説明していただけませんか」

「落ち込んでいるときは、最初、甘えるような話し方なんですよ。ふだんから息子には気分のムラがあって」

そのうちに息子は、「こんなはずじゃないのに」「この先おれはどうしたらいいんだ」などと応えようのない質問を母に浴びせかける。母が当惑して口を閉ざすと息子は苛立ちを募らせ、物にあたったり、蹴ってきたりする。荒々しい声を聞きつけた父が駆けつけ、「どうしたんだ」と問いかけながら制止しようとすると、息子はさらに暴力的となっていく。

「私が我慢すれば、お父さんを傷つけなくて済むはずなんですが」

そう母は下を向いた。

父は父で、妻を守らなくてはという意識を強くもっている。この夫婦はお互いがお互いのことを思いやっているように見える。しかし、私は、母の体裁のよい言葉の裏に、私に任せればいいものを、といった父への不信の思いを嗅ぎ取らずにはいられない。

そのとき、母のバッグの中から携帯の着信音が鳴り響いた。びくりとして母は立ち上がり、慌てて部屋の外に出ていった。

「息子からでしょう。あいつは、ゲームソフトが欲しくなったら、妻がすぐに買いに行かないと暴れまくるんですよ。それで、妻もろくに外出すらできない。今日は、実家で法事があるといってやっと出かけてきたんですが、帰りが遅すぎると苛立っているのでしょう」

父によれば、息子は、母を召使のように扱い、常に自分の傍に置いておこうとしているのだという。母の過保護が息子をつけ上がらせていると言いたげだ。この家族の関係の輪郭がおぼろげながら見えてくる。

席をはずした母が、疲労と困惑を浮かべた表情で戻ってきた。案の定、「時間がかかりすぎる。何をしているんだ、早く戻って来い」と息子は言っているらしい。母は気が気でない様子だ。確かに来所から四、五十分は経っている。そろそろ区切りをつけるべき時間だが、思い切って来所してよかったとこの夫婦に感じてもらえ、相談を続けようと思ってもらうためには、単に話を聞いてもらったというだけの面接で終わってはならない。根の深い家族全体の問題ではあるが、さしあたりの対応方法を提案しておかねばならない。とりわけ、暴力への対応について伝えておかねばならないことがある。

「長い時間をよく頑張ってきました。こうして解決に向けて踏み出されたことは、貴重な第一歩ですよ」

こちらの把握した内容を要約して伝えながら、まず両親の苦衷を労《ねぎら》った。そして、二人で相談に来たことを称揚した。実際、自ら専門とする分野にもかかわらず、わが子の教育や躾に関わる困難を他者に開示することには、恥ずかしさを克服する勇気と子どもへの真の愛情を要すると思う。親のあり方を研究することと、生身の親として振舞うこととは別次元のことである。わが子は客観的な科学研究の対象とはなりえない。

「ところで、思春期の暴力の背景には、精神病的なもの、性格的なもの、一過性の心因反応的なものがあって、それによって対応の仕方も異なります。ですから、できるだけ早く精神科専門医の鑑別診断を受けたほうがいいと思います。と言っても、息子さん本人に診察を受けさせるのは簡単ではないでしょうから、とりあえずご両親だけでも、専門医療機関に相談に行かれてはいかがですか」

そして、遠方ではあるが確かな専門医療機関を紹介し、すでに保健所に相談していることも言い添えるよう伝えた。

「暴力に対しては、やめなさいと毅然と言ってください。言葉で抑えることができなければその場から離れ、警察を呼ぶのを躊躇しないこと。息子さんは、きっと自分をコントロールしてくれる壁を必要としています。結果的にせよ暴力を許容することは、息子さんの罪悪感を強化し、いっそう破壊的な気持ちにさせるだけでしょう。しばらくは不安定な日々が続くでしょうし、その間、どんな対応をすべきか迷ったり、動揺することも多いでしょうから、定期的に保健所にいらしてはいかがですか。寄らば文殊の知恵、と言うでしょう？」

こうして最初の面接は終わった。

それから二週間して、夫婦が再来した。大学の教職にある父は比較的時間が自由になり、日中にも動きやすいようだ。夫婦にこの間の様子を伝えてもらう。

早速紹介された病院に行き、そこの院長に相談することができた。ひと通りの事情を聞いたあと、院長は、現時点での推定だがと断りながら、「息子さんの暴力は、たぶん性格的なものに由来していると思います。環境を変え同様の問題を抱える少年たちと一緒に生活してみる体験が役に立つ可能性があります。イライラを抑える薬を使ってみる価値もあるでしょう。いずれにしても息子さんには、きちんとした治療が必要です。治療導入のために保健所の力を借りるのはいい方法だと思いますよ」と説明されたことを報告してくれた。

息子のほうは、この間父のパソコンを壊すほどの暴力があったが、今さら暴力がいけないと言っても効き目はなく、警察を呼ぶことなどとてもできなかったという。父も母も憔悴した表情を隠せない。院長からも勧められた精神科治療の必要性について両親の考えを確かめると、息子の暴力をもろに受けている父は「もう自分の手には負えない、専門家の力を借りるしかない」、母は「息子にはカウンセリングを受けることは必要だと思う」という反応が返ってきた。父母の間で息子に受けさせるべきだと考えている治療内容には若干の差がある。これでは、病院にはスムーズにつながらないかもしれない。

「院長先生は入院治療の必要性を説明されたのだと思います」

私は、そう切り出した。

「これまでの経過を見ると、カウンセリングに通うだけで済むほど事態は甘くはないのではないでしょうか。もちろん治療はいくつかの方法を組み合わせると思いますが、薬物療法も必要でしょう。入院となると生活が大きく変わりますから、息子さんは抵抗するかもしれませんね。それでも息子さんに治療を受けさせたいと思わなければ、なかなか本格的な治療は始まらないように思うのですが」

安易な受診援助は禍根を残す。とくに、この少年は幻覚や妄想で苦しんでいるわけではない。曖昧な言い方やだまし討ちのようなことをして受診にこぎつけても、親を責め続けることになるだろう。両親が基本的な部分では意見を一にしたうえで治療導入しないと、少年は自分にとって当面の痛みが少ないほうを選択するだろう。すぐに何とかしたいと気持ちが急くだろうが、もう一度、何を目標としてどんな治療を受けさせなければならないかということについて二人で話し合ってほしい、と伝えた。

いずれ受診につなげるとしたら、保健師も何らかのかたちで一度は彼と会っておいたほうが話は進みやすい。そのために、「息子さんのことをもう少し教えてもらえませんか」と、前回得られなかった情報を聞き足していく。

少年は、学校には行かないが、今でもサッカーの練習場には出かけるという。自分よりも年下の少年たちにコーチのような役割をとることで、賞賛を浴びているらしい。しかし同世代メンバーの多いクラブには顔を出さない。時々、そこで知り合った年下の少年を家に呼んで気前のよさを披露している。そのあとは、幾分か機嫌がよい。

「あいつは昔のようにお山の大将でいたいんだろう」

「それだけじゃなくて、きっとあの子は寂しくて仕方ないんですよ。小さい頃から学校であったことをぜんぶ話すような子だったから」

母の記憶には、少年は父が一流大学を出て名のある学者になったことを誇らしく語っていたこともある反面、優等生でなければというプレッシャーを強く感じていたことを示す発言もあった。不登校が続き、成績が低迷し、一流高校への進学はもはや望めなくなった頃から、些事に拘泥し、親を攻撃し始めた。父も母もどの学校へ行けと言った覚えはない。もちろん頑張ってもらいたいという親の気持ちはあるが、将来についても、自分のやりたいことを見つけてくれればいいと思っていたという。

少年は、自分一人で、親の名に恥じぬような子であらねばならぬと思いつめていたのであろうか。私は、今日の話から、本当は自信のない、しかし、プライドだけは人一倍の、傷つきやすい少年の心を思った。その脆いプライドは、どのようにしてできあがっていったのだろう。

「暴力は認めないと言い続けてください。自分たちで抑えられなければ、警察を呼ぶことを躊躇してはいけませんよ」

再度、両親にはそう伝えた。彼らの息子は、自らの破壊的な衝動をコントロールできないことに苦しんでいるはずだ。

「衝動を自分で抑えられない未成熟な子どもの場合、一時的にでも、強力な枠組を外部の人が提供してあげることも大切なんです。それが、息子さんの安全を守ることでもあるんですよ」

警察を呼ぶことを躊躇するのはよくわかる。しかし、可哀想だと思う気持ち以上に、世間体というものが親の決断を鈍らせているのではないか。暴力を許さない、暴力に屈しないという凛とした態度を親が崩さないことで、子どもは自分の中に自分を制する力を育てていくことができるのだ。

「どんなタイミングで警察を呼べばいいのか、わからないんですよ。息子が暴れだすと、とても電話なんてかけられないし。かと言って、これから暴れそうだと警察に電話するわけにもいかないでしょう。どれくらいの激しさが警察を呼ぶ目安なんですかね」

私は、そんなことはあらかじめ考えておくまでもなく、とっさの感覚と判断が働くことではないかと思ったが、この父は、素朴な感情とか、危機感とか、はっきりと表明されない抑制された感情の動きにはひどく疎いのかもしれない。

教授先生にあらためて解説しなければならないほど高級な対応策ではないのにと、いくらか後ろめたく思いながら、

「息子さんにはあらかじめ、これからは口で言っても暴力をやめない場合は警察を呼ぶと明言しておいてください。そして、実際にそんな状況が訪れたら、即刻呼ばなければ意味はなくなります。隣近所を気にしている様子を子どもは瞬時に悟り、自分の行動に反映させるでしょう。父が息子と相対しているときは、当然母が電話することになりますが、お母さんいいですか」

と念を押した。

くどいようだが、知的な親たちの《自主性》に任せきりでは、この少年が傷ついていく現実を黙認することになる。このようなやり取りを通じて、夫婦の間の認識や行動のずれがますます鮮明になってきたように思われた。

面接を三回ほど繰り返した後のある日、ついに父は警察を呼んだ。息子は、「呼べるものなら呼んでみろ」と嘯《うそぶ》いたという。しかしパトカーのサイレンの音が近づき、二人の制服警官が重々しくドアを叩いた途端に息子はシュンとなった。ごく当たり前のお巡りさんの説教の言葉を、うなだれて素直に聞いていた息子の態度の変貌ぶりに、父は驚いたという。常識を諭すお巡りさん——つまり男性性の威厳というものに直接触れ、少年が内在化しそこなっていた《倫理》という社会の掟を再び取り込み始めることが、現実的な基盤のないまま幻想的に肥大した自己愛が修正されていく契機となることは珍しくない。

お巡りさんは協力的で、「何かあったらまた呼んでください。いつでも来ますよ」と言ってくれたらしい。その後、息子の暴力は影を潜めたが、逆に落ち込んだ態度が目立つという。息子があまり話さなくなったので、母はかえって心配らしい。

「息子さんは、自分の中の問題に向き合わざるを得なくなっているのかもしれませんね。でも、治療に向かうチャンスでもあるでしょう」

そう勇気づけて、次に試みる策を相談した。親が保健所に相談に来ていること、相談を受けている保健師が「息子さん自身の意見も聞かないとフェアじゃないから、一度お会いして話を聞きたい」と言っていることを、両親から彼に伝えることになった。

次の面接では、親は二つの課題をクリアして来所した。息子は黙って聞き、特別な反応は示さなかったらしい。

だが、両親は少し焦っていた。先の病院にも相談に行き、保健所の精神科医が往診してくれるはずだから、一度診てもらったらどうか、という助言を得たという。それで、「カウンセリングしてくれる先生が家に来てくれるらしいんだが、頼んでみるか」と息子に打診したらしい。息子は、カウンセリングという言葉に反応した。それに意を強くしたのか、親は保健師の訪問よりも精神科医師の訪問を強く希望した。

保健師に何ができるか、という思いもあったろう。知的水準の高い親だ。確かに医師の助言のほうが耳に入りやすいだろう。息子も合意したうえでの受診にソフトランディングさせるため、慎重に家族面接を積み重ねてきたというのに、こちらに経過を確認することもなく、往診を提案したその院長先生の対応に苦い思いが湧いてくる。けれども、せっかく内をさらして外部からの働きかけを受け入れようとしている両親の思いにブレーキをかけることは得策ではない。親の意向に沿って精神科医の訪問に向けて調整を始めた。

このようなケースの場合、精神科医なら誰でもいいというわけにはいかない。ひきこもりや家庭内暴力など思春期の臨床経験に富み、子どもとコミュニケートできる人でないと、二度と受け入れてもらえなくなる。とっておきの私のネットワーク手帳から、こちらの意向を汲み取ってくれる医師を探し出す。そして、まず親と医師との面接の場を設定し、そこで医師の訪問の日が決められる。往診の日は事前に親から息子に伝えてもらうことにする。保健師が同伴することも言い添えるよう伝える。

こうした準備に二週間ほどを費やし、ようやく訪問の日を迎えた。

息子は、最初姿を見せようとはしなかった。しかし、医師がドアの外から静かに話しかけ続けると、おもむろにドアが開き、中に通してくれた。少年の部屋は、意外に整然としている。少年は、中背で、肥満気味だ。もちろん自分から悩みを語り出すわけもない。

「毎日どんなことしているの」

「別に……」

「趣味はなに?」

「サッカー」

「どこのチームが好き?」

「ジュビロ磐田」

ポキポキした会話が続くが、拒否しているわけでもない。少しずつ少年の心を馴らしながら、医師は「なぜ私がここに来ているかわかるね」と尋ねる。

少年は十分わかっている。イライラしてくると、じきに暴力を抑えられなくなってしまう。自分でもまずいと思うがどうしようもない、という。

「そのイライラを軽くするために薬も役に立つかもしれないよ」

医師の提案に、少し間を置いて、少年は「考えてみたい」と応えた。

初回の訪問はこれぐらいでいいだろう。上手くいったほうだ。実際に、少年が薬の力を借りようと思うようになるまでには、まだ何回か訪問を要することだろう。そう思いながら帰路についた。


少年の受診は思いがけず早く実現した。訪問したその夜に、両親が「病院に行けば薬をもらえるんだから、今からでも行かないか」と持ちかけたのである。私としては、総合的な治療に結びつく、入院を前提とした受診につなげることが、彼にとって相応しい方法であると思っていた。しかし、親、とりわけ母は、通院だけで何とかならないものかと思っていたらしい。少年も、救急外来に現れた当直医とのおざなりの対話に関心を示すことはなかったようで、彼にしてみれば《特効薬》を処方してもらいたいがために受診に同意したのであろう。

展開が速すぎる、上手く運びすぎる、きっと揺り戻しが来る、と思った。しかし、今それを親に諭して何になろう。焦ると事態はかえって悪化するということは、実体験を通じて学んでもらうしかない。

私が少年に会った印象では、統合失調症や強迫神経症は明らかに否定された。面接した医師も、人格障害、自己愛型の人格障害だろうという診立てである。人格障害の場合、薬物療法は補助的な意味しか持たず、精神療法が主軸になり、発達促進的な効果を期待するために、家族外の他者と様々の生活体験を共有することが要請される。

この少年は、母との共生関係を維持強化することによって傷つきやすい自己愛を保とうとしてきたが、一方では自立しなければ余計苦しくなるとも感じているように見えた。それが母にも暴力をふるう一因となっているのではないか。父への暴力は、母との密着関係を背景として、夫に対する母の潜在的な敵意を代理しているのかもしれないと、別の力動を想像した。私は、不安が強く即効的な解決策を求めてやまない父よりも、自分しか息子を治せないとでも思っているかのような自信ありげな母に、深い闇が隠されていることを感じていた。

「思春期の子どもをもつ親のためのグループワークを保健所でしているので、参加してみませんか」

父はその時間帯は参加できないようだったので、母にそう提案した。これは、対親暴力を示す子どもの親が定期的に集い、同様の境遇にある親たちの中で自分を振り返ってもらうことを狙いにしている。参加者はまだ数人なのでちょうどいいだろう。

こうして母はグループに顔を見せるようになった。しかし、自分はあまり発言しない。そう簡単に「つらい」とか「苦しい」とか吐き出す人でないことはわかっている。しかし、参加体験が重なり、何かのきっかけがあれば、その重い口も開かれるようになるだろう。グループが終わったあとの個人面接では、この母も多少なりとも自分の感情を漏らすことができた。少年の祖母、母にとっては姑も、長く教職に就いていたらしい。その姑が件の孫をとても可愛がり、遊びに来てくれるのを楽しみにしているが、最近顔を見せないので寂しがっている。姑に本当のことが言えないのでつらい、という。しかし、母も教職に就いていた人だ。姑に対する意地のようなものもあるだろう。息子の行状について、夫が自分の過保護に原因を帰そうとしている姿勢を感じているが、反論はできない。母の罪責感は根強いと思った。この母の話を丁寧に聞いていかねばなるまい。

少年は、服薬し始めてからいくらか気持ちが落ち着いてきたようだった。暴力もなりを潜めている。父は暴力が治まってからは来所しなくなった。「あまり早いうちに、気をよくして先を急ぐことは禁物ですよ」と母には釘をさしておいた。しかし、少年がふと漏らした「一度学校に行ってみようかな」という言葉に、母は飛びつかずにはいられなかった。母は、少年が登校することを励まし、ご馳走を作った。少年は二、三日登校したが、それが限界だった。再び学校に行かなくなり、薬も頭が鈍くなるからと言って、飲みたがらなくなった。振り出しに戻った。最初から、やり直すしかない。

母がグループに出席し続けるかどうか心配だったが、沈んだ表情ながらも顔を出してくれた。その日のグループでは、同時期に参加するようになった人が自分の息子の良好な経過について報告した。治療につながり入院中であるが、ずいぶん落ち着き、病院から高校に行っている、とうれしそうに語り続ける。その息子は、この少年とは違った要因による不登校・暴力だったが、それは伝えようがない。私は『まずいな』と思った。自信を喪い、過剰な自己批判をし始めたら、母は、肩身を狭くさせるこのグループに来ることができなくなってしまうだろう。

それから間もなく、暴力が再発した。暴力は激しいもので、十枚の窓ガラスが粉々になり、父の肋骨が五本折れた。少年の前歯も折れた。警察が来て、少年に「きちんと病院に行かないと、警察に身を預けてもらうしかない」と言明した。父も母も今度はひるまなかった。少年は、両親が最初に相談に出向いた病院に入院することになった。

結果としては、落ち着くところに落ち着いた。少年も、両親も、これからは病院を中心に治療や心理教育を受けていくことになるだろう。両親は、型どおりに「お世話になりました」という一報で自ら保健師との相談関係に終結を告げてきた。

❊

この家族の当面のゴールは、少年を治療につなげることであったから、これ以上、何を目的として相談関係を続ける必要があったであろうか。

私は、母が子どもを手放す境地に達することが必要だと判断していた。それをこちらが指示するのではなく、ピアグループの中で自然に洞察して欲しかった。だから、息子が入院してもグループへの参加は続けて欲しかった。しかし、それは私の願いであって、必ずしもこの母のニードではない。この親たちなら、時間さえかければ自己洞察に到達することができるだろう。親たち自身で問題に対処し、道をつけていくこともできた。それで十分だ。

保健師は、終着駅に導く機関車の運転士のような存在ではない。慣れぬ旅先で待機している水先案内人であり、渡り舟の船頭であろう。しかし、それがいなければ、岐路で道を失った人は目的地にたどりつくことはできない。あの夫婦にとっても、保健師と出会ったことは何がしかの意味はあっただろう。

第4話

二〇〇×年　七月

《家出少女》と《青年》と《母親》

梅雨らしい梅雨を味わわぬうちに、灼熱の太陽が空を取り仕切るようになった。季節の変化にこちらの身体が追いつかない。四季の移ろい方のひずみのせいだけではない。忙しさにかまけて、日々動いている自然を体感することを怠っている私自身の生活態度の影響でもあろう。あっという間に感じられても、丁寧に見れば、日々の小さな変化の積み重ねなしに、目を奪われる変化も訪れない。せめて、通勤の車中から見える風景を眺めながら、雲の形の変化、ひまわりの花の咲き具合、樹木の緑の深まり具合を、目に焼きつけておくことにしよう。このあたりにはまだ豊かな自然が息づいているのだから。

❇

事務所に着くと、早々に保健師が相談者からの電話を受けている。眉間にしわを寄せながら、頷いたり、首を横に振ったり。早番の人は八時半には仕事を始める。相談者は、こちらの出勤状況を推し量って、九時前後に電話してくる人が多い。しかし、中には、ここ数日の、あるいは前夜の出来事を自分ひとりの胸に抱え切れず、まだ誰もいない時間とわかっていても、早朝から電話がつながるまで何度もプッシュボタンを押し続ける人もいる。周りで「さあ、一日が始まる」と背伸びしているときに、出勤直後から真剣な表情で受話器を握っているのが保健師だ。

朝一番の電話を、いつもじっくりと受けられるわけではない。午前の担当事業が控えていたり、出張の予定があったりすると、準備に取りかからねばならない時刻のことが気になって、相手からの込み入った話に集中することが難しい。そんなそぞろな気持ちが相手に伝わらないわけがない。そうすると、話を聴いてもらうことを心待ちにしていた人は、苛立ったり、見捨てられたような気になったりする。思わず怒気を含んだ声を発する場合もある。確かに、忙しいのはこちらの事情であり、市民の与り知るところではない。窓口の対応の不十分さを指摘されても弁解の余地はない。しかしいつの間にか私たちは、お役所言葉を使うことに抵抗が薄れ、相談日を先延ばししても、罪の意識さえ感じなくなる。

けれども、少し考えてみれば、早朝から電話してくるというのは尋常なことではない。その人がどんな思いで一夜を過ごし、保健所の都合を気にしつつ、朝一番に電話せずにいられなかったかに思い至れば、おざなりな対応では済ませられないはずだ。

午前九時に、保健師のミーティングが始まる。病院でいう申し送りのようなものだ。各人のその日の予定はホワイトボードに記入されている。重点的に支援している家族や、動きの激しい家族については、担当保健師が不在のとき別の者が矛盾した対応をしてしまうと混乱が生じかねない。対応を一貫させるためには、その家族の状況を同僚も概略把握しておく必要がある。そのための毎日のミーティングだ。

そのミーティングの間にも電話が入り、何人かの保健師が電話対応に駆りだされる。ボードを見ながら、電話相談から解放されそうもない保健師が何かの事業の担当にあたっていれば、誰でも手の空いた者が、例えば会場作りを代わりに始めておく。しかし忙しくなると、こうした細かな相互協力態勢が機能しなくなり、ピリピリ、ギスギスした空気が満ちていく。それは相談者へのサービスの質に直結するので、忙しいときほど、歩を止めてみる時間を大切にし、一息ついてあたりを見まわしてみることを、私たちは合言葉にしていた。

⁂

ミーティングがちょうど終わったとき、前任の保健師から引き継いだ青年ケースの母から電話が入った。

その青年に保健師が関わり始めたのは、警察からの依頼がきっかけだった。昨年の秋、青年は駅のホームで他の乗客を相手に暴れ、駅員に取り押さえられた。ひどく興奮しており、駆けつけた警官に警察署まで連行された。しかし、何か言いたいことがあるようだが、要領を得ない。そこで、医療の必要があるかどうか見てほしいという要請が保健所に寄せられたわけである。

前任者はすぐに駆けつけて、早速警察官の立会いのもとで青年と面接した。面接には素直に応じたが、まだ興奮覚めやらず、おどおどしたふうでもある。たどたどしい彼の言い分をつなぎ合わせると、乗車待ちの列に割り込んできた若い男性に彼が注意したところから始まった騒動らしい。幻聴や妄想が背景に潜んでいる印象ではなかった。彼の暴力自体はたいしたものではなかったようで、相手もどこかに行ってしまったらしいが、彼の興奮は激しく、このまま家に帰すわけにはいかないと思ったという。受診に向けて動くことにし、家族に連絡した。母親の来署を待って、パトカーに同乗して一緒に病院へ向かった。そして青年は、三か月ほど精神科に入院したのち、家に戻った。

青年は母との二人暮らしであった。母は軽度の知的障害者で、その障害年金を支えとして生計は営まれていた。青年は中学まで普通学級に通い、卒業後、近くに住む叔父が経営する葬儀社に勤めた。しかし、数年後叔父が亡くなり、跡継ぎも見つからないまま葬儀社は店を閉じることになった。その後は、どこに勤めても数日と続かず、定職を得られなかった。青年は、人付き合いが決して嫌いというわけではなく、気難しいところもなかった。ただ、忍耐力が乏しく、急な仕事や残業を申し付けられると、苛立ちを隠せず落ち着かなくなり、そこに注意の言葉が飛ぼうものなら、簡単にキレてしまうことが、仕事が続かない大きな理由となっていた。

私は、前任保健師からの申し送りを聞いていくうちに、この青年も、母と同じように境界域に位置する知的水準の持ち主ではないかと考えるようになった。しかしこれまでの経過を聞く限り、病院でそのようなことを指摘されたことはなく、母自身も息子の知的水準が正常域にあることを露ほども疑っていない様子であった。

青年とて、職を失っていた期間、ブラブラしていただけではない。何とか安定した職を探そうと、ハローワークに日参し、何度も面接を受けた。初対面のときには人当たりがよいうえに、面接となると、「何でもやります」などと健気にやる気を強調するので、比較的採用されやすかった。しかし、一週間も経たないうちに解雇されるのが常だった。葬儀社では、叔父が丁寧にバックアップしていたため何とか続いていたのだろう。青年は、青年の能力に見合った適切な対応を受け損なっているのではないか。私は、その思いを強くしていった。

青年は、大体において真面目だったが、困ったのは、風俗店に通いつめるのをやめられないことだった。余裕のない生計では風俗の店に月に何度も行けるはずはない。結局サラ金から借金を重ねることになる。簡単に返済できない状態に陥り、青年は追い詰められていった。そうなると、たびたび自暴自棄の行動を起こした。それに対処できない母は、その都度保健師に電話をかけてきた。しかし母の電話は、いつも要領を得ず、実際に家へ訪問しなければ何が起こっているのか把握できなかった。

その日の電話も、あれこれまくしたてるものの、何を言いたいのかなかなか理解できないものだった。とにかくすぐに来てほしいということは伝わってきた。息子が何かしでかしたのかと尋ねても、奥歯にものが挟まったような物言いだ。朝、警察が来たがすぐに帰っていったという。息子が大声を出したので、近所の人が通報したらしい。何もせずに帰っていった警官はどんなことを言い残していったのか尋ねても、説明できない。電話では言いにくいことがあるのかもしれない。

午前中には、アルコール・ミーティングが入っている。午後は山間の町に出かけなければならない。昼休みの間に母の顔を見に行くよりない。

「お伺いできるのは、十一時半過ぎになってしまいますが」

ようやく母の了解を得て受話器を置き、慌ててミーティング会場に降りていった。


アルコール・ミーティングには、うつ状態からやっと抜け出たTさんが久し振りに顔を見せてくれた。何か月かぶりに外出し、まぶしい陽の光を仰ぎ緑の山々を見て、ああ生きていてよかったとしみじみ思った、と語っていた。

こうしたミーティングではスタッフは黒子に徹するのが基本だ。介入は、他のメンバーの発言に対する批判や評価、解釈や説明が自然な語りを阻害しないようにする程度に抑え、静かに傾聴できる雰囲気づくりに努める。アルコール依存症者が依存の罠から抜け出るためには、彼らが自分の仕事を引き受ける必要がある。仲間の語りをどう受け止めるか、率直にわが人生と比較してみるかは、彼らの仕事だ。スタッフは、彼らがなすべき仕事を彼らに返すという役割のみを担う。言うはやすいが、継続しがたい役割である。何しろ、私たちは、好んで人の援助をしたがる人種である。何もしてあげられない、手出しができないという事態は、人の役に立つことをわが糧とする者にとって、結構つらいことである。しかし、その人の回復を信じて待つというあり方は、何かを具体的に提示したり方向性を指示したりすることよりも、多くの心的エネルギーを要する作業であるとしだいにわかってくる。《手を離す》という言葉には、深い含蓄がこめられている。

そんなミーティングの余韻に浸る間もなく、自転車で高台の住宅地に向かう。保健所の裏手に位置し、細い路地を抜ける近道があるので、自転車は便利だが、この急な坂は中年真っ盛りのわが身にはいささか堪《こた》える。古くからの家並みを貫く坂を上りつめると、赤屋根の小ぢんまりとした二階建てが見えてくる。父の遺したこの家があるために、この家族は何回申請しても生活保護を受給できない。

自転車を降りて、汗を拭い息を調える。玄関から声をかけたが、返事がない。家の中はひっそりと静まりかえっている。何だ、静かなものではないか。一瞬、拍子抜けする。取るものも取りあえず駆けつけたというのに……。

母が、奥の部屋からやっと出てくる。

「掃除してました。聞こえなくて」

そう弁解する母の表情は陰鬱なままだ。

話を聞くために、家に上げてもらう。警察が帰ってからも、何回か青年は大声を出したという。今は治まっているが、そのうちまた始まるに違いないと、母は困りきった表情で言う。何が原因なのだろうか、きっかけはあるのだろうか、それとも唐突に大声を出すのだろうか、そんなことを一つ一つ母に尋ねている最中、急に階上からドタンバタンと賑やかな音が響いた。続いて、女の悲鳴が聞こえ、何かを口走っている大声が反響した。

「一体どうなってるの！」

母に思わずきつい口調で問いつめてしまった。母はオロオロするばかりだ。息子のほかに誰か女性がいる。警官はそれを把握して帰ったのだろうか。母は息子の部屋にも行けないのだ。瞬時にそれだけのことが頭を巡り、とにかく何が起こっているかだけは確かめなければならない、と覚悟を決めた。私は、母に「二階に行きますからね」とことわり、恐る恐る階段を上がっていった。母は階下から頼りなげに見上げているばかりである。

ノックしても応えがない。また荒い息遣いとドタバタ音。

「入らせてもらいますよ！」

ドアに横向きの姿勢を取り、そう宣言すると同時にドアをあけた。

ベッドの上で二人の人間が取っ組み合っている姿がいきなり目に入った。下にいるのが、顔を真っ赤にしながら、それでも勝ち誇ったような表情をしている少女。上にいるのが、少女の首を絞めながら何かを懇願している青年。

「一緒に死んでくれ」

青年は涙を浮かべて叫んだ。私の存在にも気づいていないようだ。

「なに馬鹿なこと言ってんのよ！　やれるものならやってみなさいよ！」

少女は大男に組み敷かれて息をぜいぜいさせながら、負けていない。私は、あまりにも芝居がかっているので、心中ごっこかと一瞬思わずにいられなかった。やれやれ、こんなことに付き合わされるなんて、と思う間もなく、ほんとうに少女の顔が紫色になり始めている。

「あなたたち、何してるの！　やめなさい！」

私は慌てて叫びながら青年の背中に飛びつき、その身体を少女から引き剝がそうとした。しかし青年の身体と腕力は私とは比べようもなく、必死の力を込めてもびくともしない。

「あなたも挑発するのはおよしなさい！」

娘に向かって叫ぶ。青年のTシャツを引きちぎりながら、夢中で二人に説得の言葉を繰り返した末に、やっと二人の身体は離れた。びっしょり汗をかいて、大きく背中で息をしている二人は、しかし、陶酔したような表情でもあった。私も汗まみれになった。

午後の遠出の出発時間は迫っていた。しかしこのまま去るわけにもいかない。急いで職場に電話をかけ、先に出発しておいてくれと同僚への伝言を託す。同僚と一緒の出張でよかった。


少女は十八歳、まだあどけなさが残っている。一か月ほど前に風俗店でアルバイトをしていたときに青年と知り合い、まもなくこの家に入り浸るようになったという。実家は隣の県にあるが、両親は早々と離婚し母との二人暮らしだった。この母との折り合いが悪く、ちょっとした諍いをきっかけに家を出て、この街の夜の仕事場に勤めるようになった。最初は寮にいたが、窮屈で逃げ出したいと思っていた。その頃に客として知り合った青年が、少女の境遇に半ば同情して家に遊びにでも来るよう誘った、という経緯である。まもなく少女は青年の部屋で起居を共にするようになった。その後も少女は風俗店で働き、青年のほうは相変わらず仕事を見つけられない状態が続いた。しだいに二人の関係は、少女のほうが優位になっていった。

少女は、愚痴ばかりこぼして腰をあげようとしない青年を奮起させるべく、「本気で働かないんなら、もうこの家を出て行く」と言い出し、青年は少女との別離を恐れ、「出て行くなら自殺してやる」などと言い返したらしい。お互いの言い分がだんだん強硬になり、ついに今朝からの騒ぎになった。子どものじゃれあいか、痴話げんかにも思える。それで警察は何もせずに帰ったのであろうか。私は、自立できずに悶々と暮らす青年の日々を思い、やはり行き場所と将来を見失っているこの少女の姿を見て、このまま放置することはできないと心に決めていた。

階下に降りてくるよう、私は二人を促し、母も含めた話し合いを提案した。青年はもう成人に達してはいたが、この騒動に関しては母も責任の一端を担う必要があると考えたからである。確かに弱い母である。年齢はともかく、社会的にはまだまるきり子どもというしかないこの二人に、社会のルールを教え、大人の知恵を授け、思わぬ泥沼にはまり込まないよう指導することを期待できる母ではない。しかし、筋は通しておかねばならない。親としての相応の責任は、形だけでも担ってもらわねばならない。

母は最初、見知らぬ少女が家に入り込んできたことに困惑したという。そのうち、我がもの顔に冷蔵庫を開けたり、時間を選ばずに風呂に入ったりする態度に不快感を抱くようになった。この娘の親は何をしているんだろう、とも思った。少女のほうは、自分が稼いだお金の相当部分を青年とその母に渡していたので、この家のものを自由に使う権利があると思っていた、という。

「料理だってアタシがやってあげてたんだしい」

母の不快感を心外であると少女は言いたげだ。青年は、すっかり少女にはまりきっていたので、ただいてくれるだけでうれしい、と言った。

母と息子と少女の暮らしは、互いの利害と感情が奇妙に調和して成り立っている困った生活共同体のように思われた。そのなかで一番犠牲になっているのは誰だろうか。尊大に振舞い、この家を支配しているかのように見えるこの少女だ、と私は思った。

私は、まず母に言った。

「いくら家出してきたといっても、未成年の娘を親に知らせないまま泊め続けるなんて、とんでもないことですよ。大人だったら、この娘さんの親に連絡して、今日にでも引き取ってもらうように話すべきでしょう」

母がそのように振舞わないと、この青年は自分のやったことの是非もわからないままに性的関係だけに耽溺し、ますます社会と遠ざかってしまうだろう。先ほどの様子を目の当たりにした身としては、少女が言いなりにならなかったときに、青年が我を忘れて危険な行為に及ぶ可能性も考えないわけにはいかない。

母は黙ったままだった。

次に私は、青年の目を見つめ、ゆっくりと話した。

「あなたはこの娘さんを気の毒に思って、自分の家に連れてきたんでしょうね。だけど、世の人はあなたのやっていることを誘拐と同じことだと誤解しますよ。そう、あなたは犯罪者扱いされても仕方のない振舞いをしているの。あなたも大人でしょう。こころを鬼にしてでも、あなたのほうから娘さんに、いったん家へ戻るように伝えなければならないんじゃないの?」

「ぼ、ぼくだって、最初はちゃんと電話するように言ったんだ。でも……」

青年は少しどもりながらそう主張した。

少女には厳しい口調でこう言った。

「いい人の弱みにつけ込んじゃ、だめでしょう。家から逃げるために、自分を傷つけるようなことをしてもだめ。あなたは彼を犯罪者にしたいと思ってるの? あなたのお母さんがどんな人だろうと、家を出て本当に一人暮らしをしたいなら、それをきちんと伝えて、けじめをつけておくことが必要だと思わない?」

まったく型にはまった陳腐な説教だと、我ながらあきれてしまった。けれども、この家には、「普通なら、多くの人はこう考える」という社会性のものさしがない。まずは通俗的であっても、一つの規範を他者が厳然と示すことが不可欠だと思った。

ようやく少女から実家の電話番号を聞き出し、青年の母から少女の母に連絡してもらった。今までの経過を伝えたところ、少女の母は、びっくりしながらも今日中に迎えに行くと言った。それを聞いた少女はホッとしたような表情を見せた。母への気持ちだけでなく、この青年との関係がそろそろ重荷に感じられ始めていたのかもしれない。少女の母が、少なくとも表面的には娘をすっかり見放しているわけではないことが知れて、私は安堵した。

青年は内心大いに不服であっただろう。しかし、彼も、罪を犯してでもと思うほどには、冷静さを失っていなかった。娘を束縛するための脅しや取引をその場で作り出すほど狡猾でもなかった。


一応の道筋がついたので、とりあえずこの三人を信頼して、私はその場を立ち去ることにした。坂道を下りながら全身に風を浴び、急速に汗がひいていく。自転車に乗ってはじめて腕時計を見たら、午後三時をとっくに過ぎていた。これから山間の町に出かけても意味がない。もしも、私一人であったらどうしたであろうか。ひと通りの話だけを聞いて、母に仲裁を託し、出発の時間に間に合うように職場へ帰ることも不可能ではなかった。激情に任せて青年が少女に取り返しのつかないことをしたとしても、私ひとりに責があるわけではないと開き直る材料もある。《暴力に関するプロ》であるはずの警察官だってそうしたのだから。

しかし、混乱した一組の青年と少女が航路を変更するには、相応の援助資源が投入されなくてはならない。それは地域精神保健の役割、私たち保健師の仕事である。そうしたエネルギーは、タイミングよく投入されなければ有効ではない。物わかりのよくない母が思い切って警察を呼んだこと、それでも息子と少女の諍いは止まず、私に電話してきたこと、私に僅かでも訪問する時間があったこと、私の眼前に二人が格闘する姿を晒したこと、息子の暴力や病理性が極端なものでなく、かろうじて私が制止できる範囲に収まっていたこと……、それらを考えると、今回の出来事は、厄介が降ってきたのではなく、思いがけないチャンスが到来したのだ、と私は思う。

翌朝、母に電話をした。少女の母は夜遅くではあったが迎えに来た。少女は、思いのほかあっさり帰っていった。少女の未練も何もない様子を見て、青年も諦めざるを得なかったようだ。

❇

私は何故、彼らの痴話げんかとも思える騒ぎに加わることを躊躇しなかったのだろうか。あの少女と同じ年頃の娘が私にもいたことと、関係があるかもしれない。取っ組み合ったその場面では、そんな自分の母としての心の動きを意識することなく、夢中で青年を引き剝がそうとしていたが……。専門家らしく自分の逆転移感情を内省したのであれば、私は二人のぶつかり合いには参加せず、母にもう一度警察を呼ぶように伝えたか、自ら通報していたかもしれない。

青年はその後も、職を探し続けている。一度、障害者センターできちんと診立ててもらうことを勧めてみる機会をうかがっている。精神機能に関する多面的な評価があれば、この青年の知性や性格傾向に相応しい就労援助を提供しやすいだろう。母は、相変わらず要領を得ない電話をかけてくる。しかし、気長に、一つ一つ丁寧に助言を返していくことを続けない限り、この親子は安定した暮らしを築くことは難しいだろう。それが長期間続いたとしても、投げ出すわけにはいかない。そう思いながら、あの家に向かう熱い坂道で、自転車のペダルと格闘する日が続いている。

第５話

二〇〇×年　八月

「あの医者は許せない」と語る老人の半生

夏の盛りが過ぎて、秋風が吹くようになった。空の青さが深みを増し、頬を撫でる微風がひんやりした余韻を残していく。日の照るところはまだ暑いけれど、そこにもじっとりとした厭味はない。すぐに街道沿いでは秋桜が揺れるようになるだろう。私たちは、ある日、ふと秋が訪れたことに気がつくが、自然は一本の樹木を色づかせるにも時間をかけて周到に準備し、ゆっくりと季節を動かしている。風の音が唐突に変わったと驚くのは、私たちの意識が内に向かってばかりいるせいだ。

今日は朝から、中小企業から委託された健診業務につく。大規模な企業では、自前の職員健康管理システムをもっている。しかし、従業員が少ない下請けの工場や小事業所は、健康管理室を設置することはおろか、民間業者に健診を頼むゆとりもない。それでも雇用主には、労働基準法に定められた雇用者の健康管理に関する義務は果たしてもらわねばならない。そこで、保健所が委託を受けて健康診断を代行する仕組みができた。健診日には複数の事業所から、数十人が来所する。委託元の事業所の多くは、建設業や零細工場などだ。いわゆる「飯場」

暮らしの、決して衛生環境のよくない生活を長年続けている労働者も少なくない。

健診予定者は、開庁前から門の前に並んでいた。受付けの際に渡された質問票に、首をかしげながら記入している。私の役割は、予定されている検査内容を説明したあと、質問票に書き込まれた内容に沿って、さらに詳しく現在の健康状態を聞き取り、健康上の心配事があれば、その一つ一つをメモに留めて生活指導を行うこと。必要に応じて専門科への受診も勧める。

肝機能異常や尿糖のため、精密検査が必要だと後日通知する人は、毎年かなりの数に上る。彼らは、質問票の嗜好品の欄にある「酒」「タバコ」の項目に丸はつけるものの、自己申告量はかなり控えめである。私たちは本当の「摂取量」を聞き出そうとするが、彼らは曖昧に応え、笑ってごまかすのが常だ。大量の飲酒や喫煙が身体によくないことぐらい、皆が知っている。だから、喧《やかま》しく指導されたり、うっとうしい再検査を逃れるために、健康診断の前日だけはお酒を控える。わかりきったことをとやかく言われるのは、愉快なことではない。

こんな大人たちを「自分の健康上の課題がわかっているのに、それに向き合おうとしないのは、あるべき姿から逃げている」と断罪することは簡単だ。「セルフコントロールができない落伍者だ」というレッテルを貼ることもできる。だが、ストレスの多い労働が意志の力を弱らせ、利那的な解消策に彼らを走らせているとしたら、個人の自制心だけに帰するわけにはいかないだろう。どうしても、労働現場の劣悪な環境や厳しい雇用条件にも、目を向けねばならない。保健師はまだ、こうした問題に切り込み、何らかの役割を発揮するための戦略をもっていない。

肝臓を傷め、糖尿病を患いながらも、安い賃金の仕事に明け暮れ、「晩酌だけが楽しみだから」と言う赤ら顔の塗装職人にも、私は「このままにしておいたら、身体がもたなくなるよ」と、言わずもがなのことしか伝えられなかった。その職人は、苦笑いしながら忍耐強く聞いてくれてはいたが、心の底では「じゃあ、あんたが別の仕事を斡旋でもしてくれるのかい。身体にいい気晴らしの方法を教えてくれるのかい」とでも思っていただろう。そんな決まり文句のやり取りではない、別の水準の相互交流がもてれば、もっと意義深い健康教育にもなるのだろうが。

ときに、「結核の疑い」という健診結果が出ることがある。この場合は、悠長にしてはいられない。法律に基づいた対策を講じなければならず、その人に的確な治療を受けさせるだけでなく、周囲に感染が拡がっていないかを調べ、あるいはその人に感染させた源を見つけるための措置がとられる。ただ、結核は生活習慣が原因で発症する病気でもなく、感染経路を探索する方法も確立されているので、普通は私たちの対応は技術的な処理に近い。

ところが、なかには長期間の服用が必要な薬を途中でやめてしまい、診察にも来なくなる人が一部いる。そうなると、「薬を定時に飲み、月に一度通院するだけなのに、なんでそれだけの自己管理ができないのか」という話になってくる。病気の理解ができていないのか、意識が低いのか、意志が弱いのか、経済的な事情で仕事を休めないのか……。日雇い労働者などの場合、とくに問題になりやすい。

実際のところ、洋の東西を問わず、貧困と病とは縁が深い。社会の底辺に近い人は、受診するための金銭と時間の余裕がないだけでなく、将来への無力感を抱えていることが多い。どうにもならないと感じる抑うつ的な怒りが「病気になって死んだって……」という言葉になる。そんな無力感はセルフコントロールの基盤を崩すだろう。こうした課題に私たちは、どこから取り掛かればよいのだろうか。

予診業務が終わって事務室に戻ると、いくつかの電話取次ぎメモが貼ってあった。すぐに対応しなければならない伝言を選んで応答の電話をかけていく。

心の病を持つ人は、待つことが苦手であることが多い。不安が強いのだから当然と言えば当然だが、自分の心の中に他者についての表象を上手く育てられていないという事情も関係しているだろう。目の前にいない他者の姿を心に思い浮かべ、いくらかの時間を費やせばその人に会うことはできると信じ、その人は多分こんなことを言うだろうと推し量り、イメージすることが難しいのは、幼少時の対象関係、おもに母親との愛着関係の蹉跌《さてつ》に由来しているという考えがあるが、それが真実なのかどうかはわからない。もっと生化学的な脳機能の障害であるのかもしれない。理論はどうであれ、折り返し電話をかけて、ひとり心に抱えきれない心配や怒りや疑念を軽くしてもらうことが先決だ。

何人かの相談者への電話が終わり、最後に市の障害者福祉担当のケースワーカーに「折り返し」の電話をかける。この街で半年ほども働いていれば、医療福祉関係の顔見知りはずいぶん増える。お年寄りの多い地域では老人福祉担当のケースワーカーと、障害者の多い地域では障害者福祉のケースワーカーと協力する機会が多くなる。こちらがケースワーカーに協力を依頼するだけでなく、ケースワーカーのほうから協力を依頼されることも多くなる。こうした相互交流は、相手がどのような機能をもっているのか把握するにつれて、より頻繁になり、効率的にもなっていく。

市の同じ部署に所属していても、まったく保健師に連携を求めてこないケースワーカーもいる。保健師がどのように役立ってくれるのか理解しづらいのだろう。訪問看護師のように、気道吸引をしたり、バルーンを挿入するわけでもない。「口達者なおしゃべりおばさん」と受け取られているように感じることも少なくない。今日、電話をくれたケースワーカーは、ひと仕事を共にしたあとから、「保健師はけっこう便利な存在」と考えてくれるようになったようだ。

依頼は、七十歳代前半の、スモンと認定されている周作さんへの支援だった。

この人は、若い頃に結核を患い、片肺摘出手術を受けていた。現在、呼吸機能低下者として、内部障害二級の手帳を交付されている。家事援助のヘルパー派遣の申請があり、障害者福祉のケースワーカーとの接点が多い。ケースワーカーの印象では、なかなか気難しく、とくに医療機関とのトラブルが重なっているという。

「はじめは病院への不満なんですけど、話を聞いているうちに、私にも怒り出したりしまして。そのあたりの調整と、とりあえずのところは、何がそんなに不満なのか、周作さんの話を聞いてあげてもらえませんか。実は、A病院の先生は性格障害の可能性もあるんじゃないかと言ってまして」

こうした情報を書きとめながら、周作さんとの最初の出会いを想像し、少しずつ肩に力が入っていった。

⁂

周作さんの居宅は、新旧の住宅の建て込んだ一角、わりと新しいアパートの一階にあった。外からも陽あたりがよくないのがわかる。深呼吸を一つして、ノックをした。

ドアが開けられ、色白で細面の周作さんが顔を出す。白髪の紳士然とした風貌である。室内は、三畳ほどの板の間の左手に台所、その奥に薄暗い六畳の和室があり、その中央に布団が敷かれていた。台所の向かい側にユニットバスが配置されている。狭い居住空間ではあったが、部屋の中はきちんと片付いており、清潔感もあった。必要最小限の家財しか置かれていなかったが、質のよい家具であることが窺われるものだった。

「ご覧のように陽当たりがえらく悪いもんで、もう冷えてしまって体中が痛くなるんですわ。申し訳ないけど、布団に入らせてもらいますよ。一日中こんなふうに暖を取ってましてね」

羽毛布団にくるまり、寝たままの失礼を詫びる周作さんは、眉間に皺を寄せ、確かに気難しい印象があるが、礼節のある整然とした話しぶりだ。

私はまず、直球を投げてみた。

「保健師の宮本といいます。保健所から来ました。今日は、障害者福祉のワーカーさんからいろいろお困りのことがあるとお聞きして参りました。詳しいことは伺っていないのですが、病院の先生や市の方と意見が折り合わないときがあると……」

周作さんは、波乱に富んだこれまでの人生を、かいつまんで語ってくれた。話が前後して少しわかりにくいところもあったが、要約すると次のようだった。

東北の生まれで、高校生の頃に上京したが、結核に罹り療養所に入った。昭和三〇年代前半に、まだその頃は広く実施されていた肺切除術と胸郭形成術を受け、右肺だけの身体になった。同じ時期に療養所でキノホルムを処方され、その副作用で苦しむ日が続いた。スモンと診断され、のちにスモン訴訟の原告団に加わり、国の補償を受けた。二十年を超える療養所暮らしのあと郷里に戻ったが、両親はすでに亡くなっており、仕方なく弟夫婦の家に身を寄せた。最初は弟家族も、親類たちも親切にしてくれた。しかし、じきに弟夫婦や親類縁者は自分の補償金をあてにしているということに気づかされることになった。裏切られた気持ちを引きずって、また東京に戻ってきた。その後、病院を出たり入ったりし、現在に至っている。

「私の人生は、結核に痛めつけられて、それを治療してくれるはずの療養所で台無しにされたんですよ。キノホルムの服用を自分に勧めた当時の主治医のことは、今でも憎んでます。私はその医者のあとをずっと追って、ちゃんと謝罪をしてくれって言ってきたんですけど、私に会おうともしない。そうやって逃げるから、何度でも電話をかけてやるんです。嫌がらせと思われても構わんですよ」

だんだんと語調は荒くなり、顔も紅潮してくる。

「病院とうまくいってないんじゃなくて、悪いことをした医者に謝りなさいと言っているだけですよ、私は。役所も、あのワーカーに限らず、どこも融通が利かない。ちょっとした配慮もないもんだから、市民として物申しているんですよ。私の言ってること、間違ってますか」

周作さんは、これまで関わってきた多くの人々に、恨みが尽きないようだった。自分に苦しみを与えた元凶は結核療養所時代の主治医であり、その医師だけはどうしても許せないと断言した。その恨みはわからないではない。しかし、長い年月がたっても褪せないその怒りの激しさや、ストーカーまがいの行動は、どうも腑に落ちない。やっぱり、性格障害なのかなと考えながら、とりあえず初回の訪問に悪い印象を持たれなかっただろうことに、胸をなでおろした。「少しずつ話を聞かせてください」と伝え、再訪を約して私はその場を辞した。

保健所に帰ってケースワーカーと情報交換した。ケースワーカーから新たに入手したのは次のような事実であった。某国立病院から福祉事務所宛に、要求がましく被害的な周作さんの態度は何とかならないものかと、苦情とも依頼ともつかない連絡が何度も入っていること、周作さんはスモンの補償としてかなりの額のお金を受け取っており、生活保護を受給しなくても済んでいること、親類との関係は途絶していること、何か所かの老人福祉施設に入所した経験があるが、たいてい他の利用者との折り合いが悪くなり、自分から出て行くか、施設側から退去を要請されてきたこと……。

受話器を置き、人気の少なくなった事務室で、もう一度ゆっくり考え直してみる。確かに、経済面では、いくらかの余裕がある。しかし、周作さんのことを想い、心から気遣う人は一人もいない。思春期の頃からずっと、病から自由になった期間というものがない。片肺になって働く術もなく、普通の社会生活を体験したことは一度もない。気持ちが華やいだのは、唯一、スモン裁判に勝訴して補償金を手にしたときだが、それで病気が治るわけでもなく、実家に身を寄せてみれば、補償金に群がるような身内のあさましい姿を見せつけられることにもなった。揶揄や妬みもあっただろう。信じられる人は誰もいない。こんな人生に誰がしたのだ、周作さんがそう思いつめても不思議ではない。周作さんの現状は、心の病というよりは、長期に病を背負う人がもたざるを得ない屈折した心情から派生しているのだろうと思った。しかもその病には、多くの人の悲しみと怨恨の歴史が張りついてもいる。

周作さんの家を訪問するとき、私は看護師の目で身体の状態をチェックさせてもらったあとは、彼の話を聞くことに徹した。周作さんは長く病気と付き合っている。私があれこれ言うよりも、ずっと対処の仕方を知っているだろう。呼吸機能が低いとはいえ、酸素吸入が必要なほどではない。家の中ならば身体を動かす量は限られている。寒い時期のウイルス感染は心配だったが、周作さんは、近所に家庭医を見つけており、ちょっとした風邪などのときにはすぐにそこに相談していた。その医師とトラブルを起こしたという話は聞いていない。

最初の数回の訪問では、件の医師への恨みを聞かされるばかりだった。だが、心の底では、仮に謝ってもらったとしても、現状がどう変わるわけでもないと悟っているようだった。国が法廷で誤りを認め、補償金を出したのだから、形としては決着している。そのことは周作さんもわかっていた。

そのうちに周作さんの話は、生まれ故郷の話になっていった。小さい頃、紅葉の終わる季節になると、親と一緒に山から集めてきた倒木を割って薪《たきぎ》を作ったこと、湖に魚釣りに行ったこと、その湖に映る夕焼け雲がとても美しかったこと、釣り上げたフナの甘露煮が旨かったこと。人生で一番幸せを感じられたときのことを語る周作さんの目は輝いていた。

しかし、故郷のことを思い出すと、心ない扱いをされた親類のことも蘇ってくる。穏やかな少年時代の回想は、やがて家族への恨み節に移っていくのだった。弟夫婦や親類が周作さんのお金目当てに近寄ったというのが事実であったのかどうか、それはわからない。周作さんの警戒心がそう思い込ませていただけかもしれない。いくら経済的には迷惑をかけないとはいえ、職もなくぶらぶらしている居候では肩身が狭かったであろう。故郷でも安らげる心地がしなかったという周作さんの気持ちは紛れもない事実であり、私はそれをそのまま受け止めた。

入所していた老人福祉施設の話になったこともある。

「あの病院からの景色といったら、そりゃ、ほんと良かった。それだけで、ずうっとあそこに暮らしてもいいと思うほどよ」

病を負ってからの思い出が不快なものばかりではなかったことに、私は安堵した。山懐に抱かれたその施設の窓から見える自然の移ろいに、周作さんは慰めを見出していた。そこから見える夕焼けを懐かしそうに語る周作さんのまなざしには、優しさが浮かび上がっていた。

周作さんは、この施設の他の入所者より小遣いをたくさん使えた。そして、そこにつけ込んでくる人もいた。いくらか融通してあげた相手が卑屈になってしまったり、「自分で稼いだ金でもないのに」などという陰口が耳に入ってきたりもした。またしても、お金があったことで人の情の裏側を知らされ、心細くても一人で暮らすほうが気楽だと思うようになった、という。本当のところは、周作さんこそお金に執着していたのかもしれない。しかし、病の痛みを分かち合えるはずの患者仲間にも居場所を見出せず、周作さんが疎外感を募らせていったのは事実だろうと思った。

専ら話を聞くだけの訪問を重ねるうちに、秋が過ぎ、冬が始まり、師走を迎えた。周作さんは急に不安を訴えるようになった。年末年始を一人で過ごすのが不安だというのだ。

「役所も診療所も休みになるでしょ。そんなときに、ぱっと熱が上がったり、風邪でも引いたら、どうしようもないでしょうが」

周作さんはそう言うが、病状は命に関わるような急変を心配するほどのものではない。とはいえ、呼吸機能は低く、高齢でもある。万全を期すに越したことはない。そこで、年末年始を安心して過ごすことのできる入院先を探すことにした。

けれども、これといった治療目的のない入院を引き受けてくれる病院は、おいそれとは見つからない。まして年末年始はどこの病院も手薄になる。そういえば、周作さんが入院を繰り返していたのは、冬場が多かった。この不安を凌ぐための場として病院を利用していたのだと合点がいった。方々に手を尽くし、やっとのことで受け入れてくれた病院は、交通の便の悪い、隣県との境にあった。病院にはタクシーで行くから構わないと周作さんは言うので、私も同乗して病院に向かうことにした。

入院の日、迎えに行くと、周作さんは手馴れたようにまとめた大きな荷物を携えて待っていた。その中身が気になったが、確かめないままタクシーのトランクに押し込んでしまった。カーブの多い山道を、二時間以上かかってようやく病院に辿り着いた。周作さんの荷物からは、押し潰した羽根布団と電気アンカが出てきた。これはまずいと思いつつ、看護者に特別の配慮を頼んでみたが、「規定の寝具がありますし、電気アンカは使用禁止ですので」と予想通りの返事だった。

二、三日して周作さんから電話がかかってきた。

「もう、この病院は退院することにしましたんで」

せっかく愛用の布団とアンカを持参したのに「使っては駄目」と言われ、これでは自宅にいたほうがずっとマシだ、というのである。

「今から別の入院先を見つけるのは、たぶん難しいですよ」

「いいですよ、それなら。この年末年始は一人で家にいることにしますから」

こうして周作さんは自宅に戻ってきた。ただ、啖呵は切ったものの、やはり不安な様子だったので、年末年始は民間のホームヘルパーにも一度来てもらうことにして、救急病院や保健所の当直電話など緊急時の連絡先をリストした紙を電話機の傍に貼りつけておいた。

ふたを開けてみれば、周作さんが案じていたようなことは何も起こらず、初めて一人で過ごす平穏な年末年始に、いくらか拍子抜けしたようだった。

「一人でゆっくりと紅白を観ましたよ」

これまで年末になると募ってくる不安のために慌てて入院していたのだとわかり、照れ臭くもあったのだろう。これで、少しは自信をもてたかもしれない。


春になって、周作さんは日当たりの良い場所を求めて転居した。今度は、南向きの明るい部屋だった。いつの頃からか、周作さんの話し方からとげとげしさは薄れ、硬いまなざしも消えていった。布団が敷きっぱなしになっていることもなくなった。病院からの苦情もトラブルの相談も来なくなり、ケースワーカーは「なんだかあの人、すっかり温和なご老人になっちゃったね」と訝っていた。

周作さんは新しい場所で、ささやかながら近隣関係も持つようになった。以前は放置していた町会の回覧板を自分で次の家に届けるようになったし、朝夕、家の前を通り過ぎる小学生の子どもたちに笑って手を振る姿さえあった。私の訪問を心待ちにしてくれるようにもなった。新しい住居で安定した暮らしが送られていることを確認した頃、私もそろそろ関与の密度を薄めていっても良い時期か、と考え始めていた。

訪問して健康状態に著変のないことを確認した翌日のこと、退庁間際に周作さんから電話がかかってきた。

「少し息が苦しいんだけどね。医者に行ったほうがいいかどうか、と思いましてね」

話し方はしっかりしている。荒い息遣いでもない。家庭医に受診すれば大丈夫だろう。

「そうなんですか。それなら、お医者さんには診てもらったほうがいいですね。お一人で行けますか」

「ええ、それなら、これから行ってみますよ」

私は周作さんの返答を聞いて、そのまま帰路に着いた。

その翌日、ケースワーカーから、周作さんが自宅で亡くなっていたことが知らされた。その日の朝、ヘルパーが訪れても返答がなく、昨日の夕刊と今朝の朝刊が郵便受けに入ったままだった。几帳面な周作さんであった。ヘルパーは胸騒ぎを感じてすぐに市役所に電話し、駆けつけたケースワーカーが家主の許可を得て鍵を開けると、周作さんは身支度を調えた姿で横たわっていた、という。

「あのとき、すぐに訪問していれば……」

私は前日の夕方にもらった電話のことをワーカーに話し、「申し訳ないことをしてしまった」と繰り返していた。ケースワーカーは、「訪問していても同じことだったと思いますよ。宮本さん、自分を責めないでください」と言ってくれた。

そう言われても、悔やみは尽きなかった。「医者に行く」と言っていたが、周作さんは私に来て欲しかったのだ。迷って迷って、それでも意を決して電話をしてきたに違いない。閉庁間際の電話に、そういう意味を汲み取れなかった私は未熟だった。寂しくても矜持の高い人の発する微妙なサインに、私は鈍感だった。

周作さんの生涯は病とともにあった。ついに自分で立つことを知らずに、療養所や福祉施設や国の補償という庇護を頼りに生活するしかなかった。自分を肯定する体験を積むことが少ない一生だっただろう。不服や不満、恨み、憎悪があったとしても、それを誰が責めることができるだろうか。周作さんは、それらすべてを語りたかったのだと思う。誰にも知られずに世を去る無念を少しでも晴らせたのだろうか。最期の一年に立ち会った私は、周作さんが語る恨みを、そこに込めた思いを、どこまで聞き遂げることができただろうか。誰も答えてはくれない問いを、私はまた一つ抱えることになった。

第6話

二〇〇×年 十一月

山のなかに暮らす家族、それぞれの苦悩

その町は、奥深い山々の谷あいに細長く続く幾筋かの集落から成っている。この国の首都の一部とはとても信じられないほど豊かな自然が残された地域だが、秋になっても、予想外に色彩の少ない単調な景色が続く。戦後の林業行政が、自然の広葉樹林を駆逐し、杉やヒノキなど建築木材の植樹を進めたためだ。それでこのあたりは、里山が錦に染まっても、緑一色の壁が続く。

晩い秋、まだ午後三時くらいだというのに、木々の影は不意に輪郭を失い、あたりは薄暗がりに沈んでしまう。町を囲む山々の急な稜線の背後に、太陽がストンと落ちていくからだ。霜が降りるようになると、日の落ちた下りの車道は緊張を強いる漆黒に変わる。だから、冬場にこの町に出向かなければならないときには、朝から気が急いて慌しい。雪が降り出す季節には、もう普通の庁用車では山頂付近の集落に登りつめることはできない。三月まで車での訪問はお預けだ。

海抜九〇〇メートルほどの山頂近くにある民家は、二十軒ほどだろうか。急な斜面のところどころにある、踊り場のような平らな狭い土地にへばりつくように家を建て、人々は営々と暮らし続けている。気を抜けば踏み外

してしまいそうな渓谷沿いの細い道を何度もくねり、やっと辿り着く。初めてこの集落を訪れた日は、気圧の変化で耳の閉塞感が悩ましかった。

「どんな不便なところでも、人は水さえあれば暮らしていけるものなのよ」

ある同僚は、一人頷きながらそう言った。大都会の端、辺境の山頂で、人々は過酷な自然と折り合いながら、愚直な暮らしを維持している。それは、私にとって一つの驚きであった。

❇

本格的な冬が訪れる前に様子を見ておかねばならない家が、この集落には三軒あった。冬の間の暮らし方や、何か起きたときの対応を相談しておかねばならない。一番高い場所にある家から訪れることにする。

最初の家には、それぞれに病を抱えた三人の姉妹が暮らしている。

六十歳になる長姉は十年ほど前から虚血性心疾患を病んでいる。五歳くらいずつ歳の離れた二人の妹は精神障害者だ。この二人の発病時期は不明で、治療歴もよくわかっていない。病院に受診したことがあったとしても、誰も運転免許をもっていないこの姉妹が定期通院するのは難しかっただろう。精神科のある病院は、一番近いところでも車で一時間半はかかる。この人たちは、バス停まで山道を三十分ほど歩き、一時間に一本もないバスに三十分揺られ、さらに病院のある町までは電車に小一時間は乗らねばならない。激しい症状がなければ、通院が途切れても無理からぬことだ。二人は長く未治療のままこの集落で暮らしていた。

姉は、バスを降りたところにほど近い診療所に世話になっている。そこに一か月に一度通院し、必要なときには主治医に電話し、この集落への物資輸送定期便を利用して薬を運んでもらっている。急変があれば、診療所の医師が山頂まで往診してくれることになっていた。

三姉妹の家は、大きな樫の木に守られるようにひっそりと佇んでいた。五部屋ほどあるがっしりした造りの平屋建てだが、外壁の漆喰はあちこち剝がれ落ちて土壁が露出している。いつ訪れても、雨戸は閉まったままだ。玄関脇の部屋は使われていないらしく、真っ暗でがらんどうである。私はまだその家に上がらせてもらったことがない。長姉がいるときは縁側で話を聞き、不在のときには、台所から声をかけ、窓越しに、奥の部屋でこたつにうずくまっていた二人に近況を尋ねた。そうした暮らしぶりは一年中変わりがなかった。

その日も、二人は薄暗い部屋でこたつにもぐりこんでいて、見るともなくテレビを眺めていた様子だった。二人には統合失調症の病名が充てられていたが、すでに妄想や幻聴などのいわゆる陽性症状は目立たず、いわゆる「無為・無関心」の日々を送っているように見えた。部屋の中に入れば恐らくゴミや廃品の山であったろうが、近隣の人々に迷惑をかけるということはなかった。隣家との距離がかなりあるこの集落では、こうした家族が近隣苦情の対象とされることは少なく、彼女たちなりの暮らし方が許容されているのだ。近所の人々との葛藤や緊張関係がないから、二人の精神状態もそれなりに平穏な状態を保っていられるのであろう。

私たち保健所のスタッフは、この家族が自分たちの生活を営んでいて、それが安定しているなら、無理に医療につなげることはないと思っている。いわゆる非定型抗精神病薬は二人の妹に活気を取り戻させ、それで他者との関係も精彩を帯びるかもしれない。しかし、この家族が求めていないのに、彼女たちのひっそりと慎ましい暮らしを変えようとすることは、横暴な侵入にしかならない。精神障害をもっていても、このような環境に恵まれたなら、地域のなかで十分に暮らしていけるのだから。

経済基盤は公的な制度に頼りながらも、彼女たちは毎年、この土地の厳しい冬を乗り越えてきた。この家族を取り仕切っている姉の病状も、今は小康状態にある。姉に健康上の変化があれば、この姉妹を支える仕組みは考え直さなくてはならないだろう。その時点でなすべきことはたくさんある。だが、今年は安心して年を越せそうだ。

ありがたいことに、この家のすぐ下の家人が、何かとこの家族のことに気を配ってくれている。何かあれば、この隣人からも役所に連絡が入ることになっていた。都会ではプライバシーの侵害と受け取られかねないことかもしれないが、姉妹も先代からの付き合いのこの家族を信頼している。医療職や職業として役割を負っている人材ではない、その地域にともに暮らしている住民が、障害者や病者のサポートチームに加わってくれていることは心強いことである。

⁂

次の家は、眼下に谷が見下ろせる小さな台地に建っていた。玄関の傍らの僅かな隙間に花壇がしつらえてある。壁には、近くの岩清水から引いた水道管が這っていた。

「冬になるとこの管がすぐに凍っちゃって、お水が使えるようにするまで、ほんとに大変なのよ」

出迎えてくれた主婦が、賑やかにそう話しながら、奥の部屋に通してくれた。

部屋に敷かれた布団には、この家の主が横たわっている。長年、自宅のすぐ下の斜面に切り開いた段々畑の収穫で生計を立てていたが、二年程前から足元が覚束なくなり、鍬を持つ手にも力が入らなくなってきていた。昨年、この町の麓に出張してきた難病検診を受け、精密検査を指示された。いくつかの病院での診察を経て、今年のはじめ、脊髄小脳変性症との確定診断を受けるに至った。この病にはいくつかの病型が含まれるが、運動失調、協調運動障害、言語障害、不随意運動などを主徴とする遺伝性の要素が強い疾患群の総称であり、最終的には呼吸機能にも支障を来たす予後不良の神経難病である。

この主は、医師から病気の説明を受けたその日から、終日布団に臥せるようになってしまった。進行性の病とはいえ、初期にはまだ日常生活を送るくらいの動きは可能なはずであった。廃用性の機能低下を予防するためにも、可能な限り身の回りのことや散歩などを続けることが望ましかった。

しかし、彼は自分に降りかかった不運を嘆き、絶望した。そして、暗い閉じた世界に自ら沈潜していくかのように、動くことも話すことも放棄するようになった。五十歳代半ばの、身体だけが資本の朴訥な男にとって、徐々に動けなくなっていく不治の病の宣告は、あまりに苛酷なことであった。誰に迷惑をかけたわけでもない。日が昇るとともに畑に出て土を耕し、季節のめぐりがもたらす作物の実りをひたすらに待ち、授かった収穫物で暮らしを立てていく。地味で、実直な営みを続けてきただけである。この愚直な人生に、何の咎があったというのか。心の底でそう叫び続け、その答えを見出せないまま、この一年を過ごしてきたのだろう。

この家には、もう一つ憂いがあった。二十歳代も半ばを過ぎた息子が家を出て自立することもなく、かといって父の代わりに畑仕事をするでもなく、無為に過ごしていた。主はそれを、自分の病気のせいだと思い込んでいる節があった。寝たきり生活の中で、自分を責め、重苦しい想念に囚われていた。このような心の動きは、反応性うつ状態と同定できるだろう。しかし、そうだとしても、その堂々巡りする閉ざされた思考から抜け出すために「精神科に相談に行き、薬の力を借りましょう」と提案しても、恐らく頑なな否認の鎧にはねつけられるだろうと私は予想した。

心の躍動が失われ、孤島にいるかのような人の前で、私たちは自分の無力を知る。それだけならいい。ずっと心を配り、何度声をかけても一向に前向きになれない相手に腹を立て、「この人は病気に負けている。病気に逃げ込んでいる」と非難の気持ちが心の底に湧き上がってくる。自分が提供しようとする援助に反応しない相手を「力がない」と査定する。そんなこちらの心の動きを見透かすように、相手は一層「孤高なる魂」に近づこうとする。

——あんたたちに、俺の心が簡単にわかってたまるか。わかったつもりになって、いい加減なことを言わせるものか。あんたたちの自尊心を満足させるために迎合なんてするものか。

そんなことをこの主が思っていたかどうかはわからない。でも、そう思っているように、私は感じていた。

何を尋ねても黙ったままの主の腕をとり、丁寧に血圧を測定し、脈拍を測る。バイタルサインをチェックすること自体にあまり意味はない。この人の身体に触れることで、私は『あなたの思っているとおりですけれど、それでも私はあなたのことが気になっています』ということを彼に伝えたかった。硬く肉厚の手は意外に暖かく、身体は私の手を峻拒してはいなかった。私は、彼の掌を軽く握った。彼も軽く握り返した。それだけでいい、と思った。

妻が、夫の抑うつに同調していないことが救いだった。私の言葉は、だから、妻を労《ねぎら》うことには役割を果たした。妻は避けがたい運命に逆らおうとはしなかった。

「お父さん、あんなに働いてきたんだもの、今は休む時期なんですよ。十分休めば、いつか気持ちも変わってきますって。息子だって、そのうち何もしないことに飽きてきますよ。それまでは、私が畑仕事をしてりゃいいんです」

こうした素朴な人が天地の知恵を手に入れたときには、強靱である。実生活から紡がれる知恵は、専門家が提供する知識に優る。この妻は、時間の治癒力を知っていた。抗うことの愚かさに気づいていた。しかし、この妻の楽天性は、いったいどこから生まれてきたのだろう。彼女の親も自然と共に生き、自然の動きに殉じた人に違いない。農業を生業とする人にこのような人生観を持つ人が少なくないのは、当然かもしれない。

そんな勝手な連想を働かせながら、妻の明るさと頑張りぶりに賛辞を送る。いくら強い人だって、自分の存在を評価して労ってくれる人がいなければ、いつか疲れ果てる日がやってくる。ときには愚痴をこぼし、ため息をつきたいだろう。そんなちょっとした逃げ場があって、人は明日への気力を再び持つことができるのだと思う。誰もがそんなふうに支えられている。こうして私は、援助といえるかどうかわからないような血圧測定と、この妻との世間話を続けていく。

⁂

最後に訪れる家は、少し下ったところの川の傍にあった。もう高みからの眺望はなく、周りは背の高い樹木に囲まれていた。この家を訪れるのはこの日が初めてだった。

この家は民宿を営んでいた。夏季にはキャンプや川釣りの客で賑わうが、本格的な冬の到来を前に訪れる人もなく、閑散としていた。

迎えてくれたのは、この宿の女将だった。六十歳を過ぎているはずだが、若々しく艶があり、活力がみなぎっていた。通された部屋は、今は使われていない二階の客間だった。銘木から切り出された座卓の木目が、暮れかけの西日に反射して眩しい。女将のインターフォンを受けて階下から昇ってきたのは、同じくらいの歳の痩せた男性だった。予想した通り、男性はこの民宿の婿養子だった。見るからに気弱そうな人で、女将のコントロール下に入っている態度が明白だった。

夫婦には、三十路にさしかかった娘がいた。すでに嫁いでいたが、半年ほど前から記憶が脱けてしまうエピソードが頻発し、幼子のような声や態度で夫に甘えるようになったという。最近では数分前にしたことも思い出せなくなるような有様で、家事もままならなくなった。そんな妻を扱いかねた夫が姑に相談し、結局実家でしばらく預かることになった。娘は実家に戻ってからも健忘症状を繰り返し、幼児語も続いた。両親は、狐でも憑いたのかと困惑した表情であった。この女将は町の世話役でもあったので、密かに役場の職員に相談したところ「保健所に相談してみるのがいいかもしれませんね」と言われたのが、今日私が出向くことになった経緯だった。

両親によれば、娘には今までこれといった病気に罹ったことはないという。学校の成績も普通だった。短大を卒業して、この町から二時間以上もかかる都会の商社に就職した。それを機に一人住まいを始め、数年は何事もなく過ぎていった。その後、唐突に仕事を辞めたといって実家に戻り、しばらくして親の算段が加わった見合いを経て結婚にたどり着いたのだった。

母親の話しぶりからすれば、娘の異変にはまったく心当たりがないようだった。だから、狐憑きとでもいうしかないのであろうか。事実この両親は、すでにかなりの金額を積んで、その筋のお祓いを何か所かで受けていた。

「娘さんは、ご自分から仕事を辞めると決心されたんですか」

私がそう尋ねると、それまで一方的に話していた女将が一瞬沈黙した隙に、夫が口を挟んだ。

「実は……辞めさせられたんです」

女将は顔を歪め、あっさりと内情を打ち明けてしまった婿を睨んでいる。

「どんなご事情だったんでしょうか」

「いや、それがよくわからないんですよ」

今度は、すかさず女将が答えた。

女将は何かを隠したがっている。そういえば、この女将のエネルギーの高さは、誰かに似ていた。誰に似ているのだろうと思い巡らすうち、この女将が、保健所のグループワークに集まっていたアルコール依存症の妻たちの姿を髣髴とさせることに気づいた。もしかしたら、この家にも同じ問題が潜んでいるかもしれない。しかし、この女将は簡単に膝を屈したりはしないだろう。取りあえずは、煙に巻かれてみるしかない。ひと通り経過を聞いたあと、娘にも会わせてもらうことにした。

夫が娘を呼びに出ていくのを待って、思いついたように、女将に尋ねてみた。

「ご主人は、お客さんのお酒の相手もなさるのですか」

「そうなんですよ、うちの人、お酒に目がなくてね。一時は、胃を悪くして血を吐いたくらいなんですよ。若い頃はしょっちゅう泥酔しちゃって、もう仕事にならないんですよ。最近じゃ、歳をとってめっきり弱くなりましたけどね」

「それなら、女将さんも、ずいぶんご苦労なさったんですね」

「いえいえ、苦労と言えるほどのものではありませんけれど。でもまあ、楽じゃなかったですよ。ようやくほっとしたと思ったら、娘がこれでしょ。ほんとにいやになりますよ」

そう言いつつ、女将はその苦労を楽しんでいるようでもあった。

客室に入ってきた娘は、華奢な容姿だったが、それなりに社会体験を積んだことが窺われる風貌をしていた。しかし、私の前に座って「こんにちは」と挨拶した口調は妙にあっけらかんとしていた。

「このおばさん、誰なの」

娘は、まるで幼稚園児が不意の来客を不思議がるように、甘えた口調で母に聞いた。

母はこちらが要請したようには、娘に今日の訪問のことを伝えていなかったのだな、と内心不満を覚えながら、いくつか質問した。

「私は保健師の宮本といいます。最近あなたに物忘れが多いとお聞きして、相談に乗れないかと思って来たんです」

「愛ちゃん、忘れることなんかないよ。愛ちゃん、おりこうだもん」

娘は口を尖らせて反論する。娘のほんとうの名前は別にあった。

「今おいくつになるのかしら」

「六歳」

簡単なやり取りの中でも、この娘の振舞いは、芝居がかってはいるが芝居とも言い切れない率直さが感じられた。

「違うでしょう、あんた。今朝の朝ごはん、何を食べたか言って御覧なさい!」

母は、困惑した態度を見せるでもなく、娘の退行した年齢にあわせるでもなく、そう言い放った。娘は、考え込み、押し黙っている。

「てんぷらとすし!」
一、二分して娘は勢いよくそう答えたが、母は私に、嘘八百という合図を目で送ってきた。三十分ほど前は何をしていたのかと尋ねると、また考え込む。いくつかやり取りしただけだったが、娘は疲れてきた様子だったので、面接は打ち切りにし、自室に戻ってもらうことにした。

娘が部屋を出ていったあと、両親に向かって私は言った。

「娘さんの記憶の障害は深刻です。専門的な検査が必要ですが、今お会いした様子ですと脳に異変があるとしか考えられません。病院で脳卒中ではないと言われたんですよね。それなら、他の病気も考えなければなりませんね。仕事を解雇されたのには、何か理由があるはずです。よく思い出して、隠さないでお話ししてください」

しばらく黙っていた女将は、観念したように語りだした。

娘は、就職して間もなく酒を飲みだした。その量は急激に増えていったようで、二日酔いで欠勤することも重なった。そして就職して五年目になると、急に意識を失って倒れたこともあったらしい。しだいに簡単な仕事を任されてもミスばかりして、とうとう解雇されてしまった。自宅に戻ってきた頃には、まだ私たちも娘の飲酒がそこまでひどいとは気づいていなかったので、家を継ぐ気もないのならと、縁談を持ちより、そのまま嫁がせた。

娘の状態が深刻であると知ったのは、結婚後一年が過ぎようとする頃、娘の夫から「どうも様子がおかしい。子どもになってしまったようで」と連絡が来てからのことである。夫には、飲酒にはまるようになったのは、同僚と比べて自分には能力がないと悩んだこと、上司からセクハラされたことが契機になったと話していたらしい。実は、娘には小学校の頃にも教師にいたずらされた体験があり、それがずっと心の傷になっていた、という。これまで娘がそのことを打ち明けたことはなかった。親として不覚であった。それを償うためにも、なんとかして治してあげたいと思っているのだ、ということだった。

娘には、年子の兄がいた。この兄は活発で成績も良く、母のお気に入りであった。一方、娘は父に似て地味な性格で、母を喜ばせるような華々しい手柄を残さなかった。娘が教師からのセクハラを受けて大変な思いをしているときに、母は、この娘の変化を察知する術をもたなかった。娘は、その後も一人で重荷を抱えたまま、社会の荒波にもまれる生活を始めることになった。ぎりぎりの状態になっても誰かに助けを求めることができず、さらに傷を深くしていった。職場で意識を失って倒れるほどだから、飲酒量は相当なものだったろう。すべてを酔いの中に消し去ろうとする彼女の闇を思い、私は暗澹たる気持ちに襲われた。

まず、大量飲酒による脳の病変が生じていないか調べる必要がある。アルコール性てんかんやウェルニッケ脳症という怖い病気もある。飲酒歴はそれほど長くはないようだが、女性のほうが身体依存を形成するのに要する期間は短いといわれている。私は速やかな専門病院への受診を促した。

そして、最後に付け加えた。

「ご両親は、娘さんが結婚生活を続けることをお望みですか。もしそうなら、旦那さんとよく相談して、娘さんは新居に帰らせて、旦那さんに病院まで付き添ってもらったり、これからの治療のことを考えてもらったりしたほうが、いいと思うんですよ」

「はあ、もちろん、せっかく一緒になった二人ですから。でも、娘の亭主も仕事が忙しくってね。ずいぶん会社、休ませちゃったみたいだし」

「それはそうでしょうが、娘さんの病状を最初からきちんとわかってないと、お二人がこれから結婚生活を続けるのは難しいんじゃないかと思えて。それに、娘さん、本当は旦那さんのところにいたいのかもしれませんよ。今は子どもみたいになっておられますが、社会人として暮らしてきた大人だと思ったら、今も旦那さんと暮らしているほうが自然でしょう？　さきほど、お母様から償いの気持ちからも娘さんを引き取って面倒をみてあげたいというお気持ちを聞かせていただきましたけど、それが本当に娘さんにとっていいことかどうか。ぜひ、よく考えてみてください」

娘の病態にアルコールの多量摂取による脳病変が関係していることは間違いないだろう。しかし、事態はもっと複雑なのではないかと、私は考えていた。あの退行現象は脳の器質的な変化だけで説明がつくだろうか。詳細不明だが、小学生の頃の性的外傷体験、社会に出てからの外傷体験に根ざしている面もありそうだ。さらに深いところでは、母親からの愛を奪還しようというたくらみがあるのかもしれない。幼い頃に得られなかったもの、失ったものを、今取り返すために、心の中の隠れた渇望が彼女を無意識にこのように振舞わせていて、アルコール性の脳変化がその秘めた願望が表面化するのを抑える力を減弱させてしまった、と考えられないこともない。

彼女に必要なことは、この支配的な母との関係を修復することか、それとも、前途は多難にも思える新たな夫婦生活を模索することであろうかと、私は迷っていた。

もしもこのまま実家にいれば、彼女はずっと子どもでいられるかもしれない。そうすれば、娘夫婦の絆は自然消滅し、娘は保護された暮らしを続けられる反面、両親がいなくなった将来、新たに自立を目指すことは至難という事態を迎えるだろう。この娘が、夫の存在によって隠していた傷口を見せることができたのは、紛れもない事実だ。彼女はまず夫にサインを出したのである。彼女は、自分に欠けているものを夫との関係の中で獲得することができるかもしれないと、仄かな期待をもったのだとしたら。親が二人の関係に割り込み、これからの可能性を排除してしまうことは、得策とは思われない。

娘にもう一度部屋まで来てもらい、「ご主人のところに帰りたい？」と訊いた。

「忠司おにいちゃんのところへ帰りたい」

娘は、そう答えた。

その週の休日に娘の夫がこの家に訪れると聞いていたので、本人も交えて、娘の夫とよく話しあってくださいともう一度伝えた。そして、ここから受診できそうな専門病院をメモして、これを夫に渡すようにと頼んだ。

これでうまく事が運ぶということはないだろう。女将がすぐに、娘の問題を夫に任せられるとは思えない。夫の包容力についても未知数だ。少し先が見えたように思えても、またすぐに娘は実家に戻って今日と同じ姿で現れるかもしれない。しかし、少しずつ、娘がこれまでにたどってきた物語と親の思い込みとのずれが明らかになっていくだろう。危惧したとおり、女将が娘をコントロールし始めたとしても、その自分のやり方でどうにもならなくなれば、そこから新たな局面が開けることになる。根気よくこの家族とつきあっていくことが必要になりそうだ。

「では、診察に行かれた結果をうかがいに、またお邪魔させていただきます」

そう言って、この民宿をあとにした。

やはり夕暮れ時になってしまった。急く気持ちを抑えつつ、慎重にハンドルを左右に切りながら、山道を降りていく。湖畔にさしかかると視野を遮っていた樹木が開け、霧の向こう側に淡いモノクロームの色調をした峰々の影がぼんやりと浮かび上がった。この霧が晴れるように、この家族の秘密が解けていくのは、いつになることだろうか、そう思いながら少しだけアクセルを踏み込んだ。

第7話

二〇〇×年 十二月

養育が放棄された家に生きる兄と妹

鮮やかな紅や黄色に染められていた里山の木々はすっかり葉を落とし、山から吹き下りてくる風が肌を刺すようになった。目抜き通りにはクリスマスのイルミネーションが賑々しく輝いている。しかし、浮き足立ったこの季節の街の空気に無条件に浸れるものではない。飾り立てられ、ライトアップされたツリーが大きく派手であるほど、生まれる影もまた深く濃い。私たちが出会う人々の多くは、例年の華やかな幻想に身を任せていられるほど豊かではない。この年末年始をどう乗り越えていこうかと思案にくれている人もいる。彼らにとって、この季節の喧騒は、視野を遮られて音しか聞こえぬ打ち上げ花火のようなものだろう。

⁂

朝の連絡会が終わって自席に戻ると、主任児童委員の田中さんから電話がかかってきた。以前、新生児訪問をきっかけに、保健師が継続的に関与したことのある家族の相談だ。

最初の訪問はその家の第三子が未熟児で出生したためだったが、訪問した保健師は、第一子の長男と第二子の長女に対する母の養育態度も気に懸かり、その後も何かと理由を見つけては訪問を繰り返していた。幼い子どもたちは妙にぎこちない緊張した様子であり、その家にゆったりした安心できる雰囲気が感じられなかったからである。母は間もなく仕事に出るようになり、しだいに保健師との関係は疎遠になっていった。

上二人の子どもと末娘の父親は違う人で、田中さんの話では、この新たな男性と母との関係は安定した暮らしが作れるようなものではなかったらしい。しばらくして男の姿は見かけなくなり、母親も夜遅くまで家を空けるようになった。今年の春あたりからは、家には小学校三年生の拓馬、一年生の由紀、そして三歳の亜里沙の三人だけ残されていることが多い様子である。そんな状態の子どもたちを近隣の人たちが心配し、その地区の民生委員であり主任児童委員である田中さんが関わるようになった、ということであった。

さらに、最近になって拓馬が妹の由紀に暴力を振るっていることが発覚したという。担任教師が偶然、体操服に着替えている由紀の背中に青痣を見つけ、どうしたのかと尋ねると「お兄ちゃんが」と漏らしたのだ。

「もう何度もお家を訪ねてるんです。でも、そのお母さん、どうにもとっつきが悪くて、肝心のところの話がなかなか切り出せないんですよ。どうしたもんかと思いましてね」

田中さんは、子どもを心配して困り果てた様子である。この話はきちんと対面して聞いたほうが良さそうだ。

「ご足労ですけど、一度、保健所までお越しいただいて、もうちょっと詳しい内容をお聞かせいただけたらと思うんですが」

「そうですか。でしたら、今からでもすぐに参ります」

勢いのある声で田中さんは答えた。

三十分も経たないうちに、田中さんは保健所に現れた。中年の上品な婦人である。民生委員や児童委員は、行政と住民の橋渡し役として国から委嘱される名誉職であり、ボランティアでその任に当たる。だが、私たち行政の職員よりも遥かに地域に密着しているので、昼夜の別なく相談を持ちかけられることも多い。顔見知りの間柄で立ち入った相談を受けるわけだから、住民から信頼を寄せられているその地域の名士が推挙される。田中さんも、自分の分限をわきまえたきちんとした見識をもち、うちとけやすい雰囲気も備えている方と感じられた。

田中さんは、その家を何回か訪れるなかで、母からきっぱり拒絶されたことはない、とのことだった。ただ、母は不在のときが多く、結果的に子どもたちとの繋がりが深まりつつあるようだった。田中さんが訪問すると大抵、由紀は亜里沙の相手をする傍ら、拓馬からご飯を炊いたりお風呂を入れたりといった家事全般について細々《こまごま》と指示されていた。「お兄ちゃんの言うとおりせんと、ビンタが飛んでくるんよ」とこっそりこぼす。母は、拓馬に家長としての役割を強い、拓馬は由紀をコントロールすることによって母の言いつけを忠実に守ろうとしていたようだ。

生計を支える母の代わりを幼い兄妹が健気に補っている、と見えなくもない。しかし、深夜まで幼い子どもたちだけで過ごすのは、あまりに危険だ。

「できるだけ夜に顔を出すようにしてきましたけど、それにも限界があるでしょう。このままだと、いずれ何か事故が起こるんじゃないかって」

田中さんは、そう心配していた。

今のところ、この家族に直接関与しているのは学校と主任児童委員だけである。児童相談所はまだ何も把握していない。保健所も、気になる家族だという認識をもちながら、継続関与には至らなかった。

「保健所としましても、あらためてこのご家族にアプローチしてみたいと思います。ですが、その前に、いったい全体像はどうなっているのか、それが把握できるように、関係者会議を開きませんか」

この家族のことをきちんと認識し、関係機関が力をあわせて子どもたちのことを考えていかなければならない、と考えての提案だった。

この親の養育態度は、ネグレクト（養育放棄）に該当する疑いが高い。児童虐待の一型である。児童虐待については、それを発見、あるいは疑った人は、誰でも児童相談所または福祉事務所等に通告する義務が法律で定められている。しかし、学校も、主任児童委員の田中さんも、まだ児童相談所には通告していなかった。虐待という認識がはっきりしていなかったこともあるが、学校は親との関係が悪化するのを懸念して、通告に躊躇している節もある。関係者会議を計画したのには、状況の確認と同時に、児童相談所とも情報を共有することで学校側のそのような迷いを払拭するという狙いがあった。

児童虐待が疑われる場合、子どもの人権擁護が最優先されるため、家族の情報を本人の同意を得ずに関係機関が共有しても、個人情報保護の法律に抵触することは本来ない。にもかかわらず、通告や情報共有が遅れたばかりに失われた子どもの命は決して少なくない。虐待の事実がなかったとき、親から異議を申し立てられ、人権侵害を訴えられる――そんな懸念が関係者の頭を掠めるからだ。

しかし、命を落とした子どもに後から訴える場などない。それどころか、わが身に起こっている出来事を理不尽だと認識することだって簡単ではない。だから私は、子どもの虐待に関与するとき、場合によっては法廷に引きだされることだってあり得る、と覚悟を決めていた。親との信頼関係の中で常識的な解決が図られることを望む気持ちはわかる。だが、濡れ衣を着せられて親の名誉が傷つくことを恐れるあまり、小さな命を犠牲にしたのなら、その事態にあとから慟哭しても意味はない。

関係者会議は二週間後に開催されることになった。これはかなり早いタイミングである。普通は調整に三週間ほどかかることが多い。参加して欲しいメンバーはしばしば多機関・多職種に及ぶが、できれば事前に会議の意図を伝え、根回しもしておきたい。単なる情報伝達のための会議であれば、この作業は事務職員に委ねることもできる。しかし、まだ家族のことを知らず、これから関与してほしいとこちらが考えている機関のスタッフが、その会議に参加する必要性をすぐに理解してくれるとは限らない。現場情報の詳細を把握し、そのポイントを他の専門職種スタッフに伝え、相手に納得してもらうことは、やはり私たち保健師の仕事だ。

この家族については、新規に呼びかけたのは児童相談所だけだった。田中さんも学校も、保健所が本腰を入れて関与することを心強く感じたのか、児童相談所と情報交換することに積極的になってくれた。学校職員のスケジュールを重視し、会議は学校で、放課後に開くことにした。参加者は、主任児童委員の田中さん、学校からは、拓馬、由紀の担任教師、養護教諭、母親の相談相手となっている教師と副校長の計五名、児童相談所の地区担当児童福祉司、そして保健所からは私と係長保健師の二名であった。

まず田中さんに概要を説明してもらう。

「ご近所の方から話があって、ちょうど同じ頃、学校の先生からも様子を見てもらえないかと依頼があったもんですから、それで、お家まで行ったわけです。すると、先ほどお話ししたような状態でしたから、先生にそのことをお伝えして、児童相談所へも連絡したほうがいいんじゃないかと申し上げたんですが、それはもう少し情報を集めてからのほうがいいだろうということでしたので」

この二週間の情報も追加された。

「由紀ちゃんが、夜、自転車で私の家まで来たことが前に一回あったんですが、最近二回続けて来たんですよ」

父親は、その後も姿を見せてはいないようだった。運送会社に勤めているようだが、これまでもごく稀にしかその家には来ていないらしい。母親に、深夜まで働かなきゃいけないのは大変だろうから、役所に相談すれば、おそらく何かしてくれるはずだと話したところ、実家の援助を受けているからと拒否された、という。しかし、実家の祖父母が姿を見せた形跡はなく、次女の保育所利用申請もされていない。

兄妹の担任教師からは、現在の子どもたちの状況が語られた。

「拓馬君は、学校ではとくに目立った行動というのはありませんね。成績はよくないんですけど、知的に何か遅れがあるということはないと思います。お友達とも普通に遊んでますし、すぐに喧嘩を始めたりということも今のところないです。前にですが、お母さんが早朝から深夜まで働きづめなことを心配してるようなことを私に言ったことがありましたね」

「由紀ちゃんのほうは、ここ数か月、学校を休みがちでして、勉学もほかの子たちより遅れだしてる状態です。なんだか、朝から末の妹の面倒を見るのが大変みたいなんですよ。朝、登校してきたときに様子を見ると、足に痣を作ってたり、腕にこんな引っかき傷の痕ができてたりするんです。私がこれはどうしたのって聞いても、はじめの頃はなんにも言わなくて。私が気になってお家まで行ってみたりするようになってからですよ、お兄ちゃんから殴られた、蹴られたって言うようになったのは」

三歳の末娘の世話は当然ながら親の仕事だ。拓馬の妹への暴力にしても、彼だけに責を問うような問題でないのは明らかだった。学校も母親へのアプローチが必要だと考え、白羽の矢を立てたのが、教育相談所カウンセラーの経験をもつ加藤先生だった。

「担任が常識論を伝えれば済むとは思えないので、お母さんのほうから相談をもちかけてもらうようにしようということで、私がかかわることになったんです。養育相談も受けられますよ、と何度かお母さんにお伝えして、最近やっと学校まで来てくれるようになったところです」

加藤先生はカウンセリングの原則を遵守して、母親自身が自分の意思で相談に訪れるのを待ったらしい。そして、ようやく姿を見せるようになった母親は、自分は親としてすべきことはしていると語っている、という。

「お母さんは、自分は子どもたちが一人で生きていけるように躾ているんだ、と言うんですよ。ご飯の炊き方も教えているし、それができれば子どもは大丈夫、何もお咎めを受けるようなことはしてないって。拓馬君と由紀ちゃんの関係について訊ねてみても、まったく危機感はないようで、拓馬はしっかりしているので、朝伝えたことはちゃんとやってくれる、由紀は少し鈍いんだけど、拓馬が面倒みてるから大丈夫、という返事でした」

加藤先生が子どもたちに起きている問題点に触れようとすると、母親はなんだかんだと遮ってしまうらしい。母親に反感をもたれて関係が切れることを危惧した加藤先生は、それ以上踏み込んで直面化を迫ることをためらい、当面は母の気持ちを支持する受容的な関係作りを心がけているのだという。

保健所からは、未熟児訪問のときの保健師の所見と、亜里沙が今年三歳児健診の対象になっていながら未受診の状態なので、発達状況の確認を糸口に、市の保健センターの保健師と協力しながら関与していこうと考えていることを伝えた。

こうして情報をつき合わせてみると、この母は、役所にせよ実家にせよ、相談や援助を求めて、自分の行動をとやかく言われることを恐れているようだった。加藤先生との相談関係も形だけ整えて済まそうとしているようだ。夫との関係や経済的不安を愚痴りもしない母は、わが身一人で必死に家族を守っている気持ちでいるのかもしれない。しかし、三人の子どもに対する養育放棄は明らかであり、とりわけ由紀の置かれた状況の問題は大きいと思われた。

経過を聞いていた児童福祉司が口を開く。

「長女の怪我を見つけたときに，どうして私どもに連絡をされなかったんですかね。どう聞いても通告すべき事例に思えますが」

非難と怒りをにじませた児童福祉司の言葉に，副校長の顔色が変わった。

「児相に連絡したとして，すぐに動いてくれるんですかね。前に，真冬でも半袖で登校していて，どうも様子がおかしい子がいるって相談したことがありましたけど，うちに相談するのは親に注意してみてからにしてくださいよって担当の方に言われましたが」

福祉司は憮然として，そのケースのことは知らないし，半袖シャツと怪我とではだいぶ違うのではないか，と応えた。

子どもの虐待問題に多職種で取り組むとき，機関の間で，あるいは個々のメンバーの間で感情的ないざこざが起きることは珍しくない。犠牲になっている子どもの傍らにいる人は，不安と危機感を日々募らせ，なかなか手が出せないことに自責感を抱いている。しかし，周りの関係機関は同様の焦燥感をもってすぐに動いてくれるわけではない。親との関係をこじらせないよう配慮しながら対応し，また，子どもの保護となると，親からの反発や攻撃を恐れて果敢に立ち向かえないことも多い。私たち保健所スタッフにしたって，「それは大変だ」と不安をともにしながらも，だからといって何ができるわけでもない。結局，子どもに一番近いところにいる人が重い荷物を抱え続けることになる。

関係者会議をコーディネートした私は，田中さんや担任の先生がもつ歯がゆさや無力感を最も重視されねばならないものとして共感しながら，一方で福祉司の意見ももっともなことだと評価して，「それでは，これからどうするか」という話へと議論を進めていく。

「児童相談所としては，どうにか母親とコンタクトをとってみたいと思います。それと，母方の祖父母たちが近くに住んでいるんですよね。彼らにも接触を試みましょう」

結局、児童福祉司がそう約束してくれた。これでようやく本格的な地域ネットワークが形づくられ、動き出す。情報の集約と会議のコーディネートも、今後は児童相談所が担当することになった。

会議が終わるとすぐに学校から保健センターの保健師に電話し、これまでの経緯を伝え、まず保健所から家族の様子を見に行ってみるので、あらためて協力をお願いすると伝えた。そして田中さんと相談し、母親が在宅している可能性が高いという土曜日の午後に、田中さんの自宅に立ち寄ったあと一緒に訪問することにした。

小さなアパートの一階に家族は住んでいた。夜に由紀ちゃんが駆け込んできたというエピソードから、田中さんの家とそんなに遠くないところなのだろうと思っていたが、意外に距離はあった。玄関の前に三輪車が無造作に置かれ、洗いたての運動靴がハンドルからぶら下がっていた。

まず田中さんが声をかける。扉を開けたのは拓馬だった。目がくりくりとした小柄な男の子である。少し緊張した面持ちだったが、暴力をはたらくような子にはとても見えなかった。入り口は一間ぐらいの土間になっており、六畳ほどのダイニングキッチンが続く。その奥の和室には亜里沙が寝転んでいた。由紀の姿は見えなかった。

台所にはテーブル以外の家具は何もない。家族の団欒を窺わせる雰囲気は皆無だった。玄関先から眺める限り、洗いざらしの洗濯物が和室に積まれている程度で、室内は綺麗に整頓されている。母親はかなり几帳面な性格らしい。そうだとすると、母の拓馬への指令はかなり厳しく、その通りにしておかないと彼は母から厳しく叱責されるのだろうか。それを回避するために、拓馬は由紀に暴力的にならざるを得ない……。いずれにしても、子どもたちが家事を分担しているにしては、不自然なくらいこの家の中はまとまっている。

「田中さんの知り合いで、宮本って言います。看護師さんみたいな仕事をしているの。小さな子どもが元気にしているか見にきたのよ。お母さん、いらっしゃるかしら」

「はい。でも、今は向こうで寝てます」

ここから見通せない部屋に母親はいるらしい。

「お母さんに、保健師さんが下の妹さんのことでお話しにきたよって伝えてくれるかな」

そう頼むと、拓馬は母の寝ている部屋に入り、すぐに出てきた。

「お母さん、今日は会いたくないって。とても疲れてるからだって」

母と面識のある田中さんが、大きな声で直接母に話しかけた。そのあとに続いて、私も亜里沙の三歳児健診がまだなので様子を伺いにきたと伝えた。しかし、母は何も反応を返してこない。もう一度、拓馬に上がってもいいかと母に尋ねてもらうが、母はそれにも反応を示さなかった。最初から侵入された感覚を与えるのは得策ではない。まずは拓馬に顔を覚えてもらったことを収穫として、この日の訪問はあっさり引き上げることにした。

それからも時間を見つけては訪問してみたが、こちらもどんな時間でも、というわけにはいかない。夜間の訪問をするとなれば、上司から時間外勤務の許可を得る必要がある。一刻を争う危機介入が必要なときは、臨機応変に、かつ最大限に動くが、この家族には当面緊急を要する危険性はなかった。しかし、長男の暴力が勢いを増していくことは心配だった。それで、平日の午後は別の訪問の帰りにこの家にも立ち寄って拓馬の様子を窺い、土曜の午後には母親と出会うために訪問を重ねた。しかし初回の訪問のあと、土曜の午後に母が在宅していることはなかった。

児童福祉司はようやく母の実家とのコンタクトがとれ、事情を聞くと、実家の祖母が「何か手伝おうか」と助け舟を出しても、母は「何とかやってるから大丈夫」と断り続けているとのことだった。実家と母との関係は円滑ではないようだ。祖父母は娘の結婚に反対だったらしい。どうも拓馬たちの母は、危ない稼業の男との関係をもちやすいタイプで、以前の夫も現在の夫も、その筋の男たちのようだ。祖父母は、娘も、孫たちのことも心配でならなかったが、無理して母子を引き取ろうとするとその夫の仕返しが来そうで怖い、と言っていたという。祖父母は娘一家にそれなりの心遣いを示しているようだが、母は実家に家事や子育ての協力を求めずに、年端のいかない子どもたちに任せている。なぜ、そこまで実家に反抗的にあらねばならないのか。母が心の底に何か闇を抱えていることは疑いようもなかったが、亜里沙の発達確認を糸口に保健師が母との関係を築いていくには時間がかかるだろうと思われた。

家族を見守る態勢はできたが、介入は進展しない日が続いた。しかし、最初の会から半年ほど経ったある夜、事態は急展開した。その夜、由紀が亜里沙を抱きかかえて、必死の形相で田中さんの家に逃げ込んできたのだ。すでに深夜十一時を回っていた。由紀の悲痛な表情に、田中さんはただならぬものを感じた。家に上げようとしたとき、由紀のシャツの背中に血がついているのが目に入った。

「どうしたの！　何があったの！」

田中さんは大慌てで服を脱がせ背中を見ると、そこには7センチほどの傷跡があった。兄ちゃんに包丁で切りつけられたと由紀は言う。深い傷ではないようだったが、痛々しく、まだ出血は止まっていない。田中さんはこれでは家に帰せないと思い、応急処置をして、それからすぐに警察に由紀と亜里沙を連れて行った。

警察は、最初、大した問題ではなさそうだと思ったようだ。

「この程度の傷なら、手当てをすれば大丈夫でしょう。お母さんを呼び出して、お兄ちゃんをしっかり叱るように言えば、あとは帰ってもらっていいんじゃないですかね」

そう言う警官に、田中さんは、家族の状況やこれまでネットワーク会議で検討してきた経緯を訴えた。このまま返したら、母からの叱責が拓馬から由紀へと向けられて、拓馬と由紀の関係は最悪なものになってしまうと必死で説明した。翌日この話を聞いたときに、私は、関係者会議に警察にも参加してもらうのを怠っていたことに気づいた。警察が早めに情報を入手していれば、田中さんもこれほど説明に苦労せずに済んだであろう。由紀も家に帰ることを恐れていたので、結局警察から児童相談所へ緊急保護の連絡を入れてくれることになった。

田中さんは、由紀と亜里沙が児童相談所に保護されたことを確認すると、その足で子どもたちの家へ行った。警察署からの電話で母がまだ帰っていないことはわかっていた。

「拓馬君、妹二人は別のところに泊まることになったわよ。なぜそうなったか、あなたはわかっているわね」

そう話すと、拓馬は「わかりました」とだけ言ったという。明け方まで母は帰ってこないようなので、田中さんの家に泊まるように勧めたが、「お母さんが帰るまで、一人で大丈夫」とその申し出を断った。今後母との折衝には児童相談所が動くことになっていたので、田中さんは、その夜起こったことをメモにして、それを必ず母に渡すよう拓馬に言い含めて自宅に戻った。

翌朝一番に田中さんから電話をもらい、私は心から田中さんの健闘を称えた。その場の混乱に冷静に対処した判断を評価し、子どもたちが救われたことを喜んだ。由紀が亜里沙を連れて田中さんの家に駆け込み保護されなかったら、拓馬はよりいっそう暴力を加え、取り返しのつかないことになっていたかもしれない。それを回避させた意味は測り知れない。もしもそこに田中さんがいなかったら、と思うと背中がぞくりとする。

こんなときに即応できるような態勢を、保健所も児童相談所ももってはいない。もちろん日中であれば、主任児童委員をバックアップすべく現場に駆けつけただろうが。結局、いざというときに渾身の力を振るわざるを得ないのは、この家族の身近で生活している市井の人々なのである。

その後は児童相談所を中心に対応が進められた。母親は児童相談所に呼ばれ、由紀と亜里沙の保護の必要性について説明を受けた。一時保護後の処遇をどうするか親としての意見を求められると、母親は、由紀は施設に入れてもいいが、亜里沙は引き取りたい、拓馬も自分の言いつけに従順な子なので施設に入れる必要はないと応えた。亜里沙を引き取ると言ったのは、夫の反応を危惧してのことだろう。

母はこのときも、自分は子どもが一人で生き抜いていけるように育てようとしただけで、他人からとやかく言われる筋合いはない、と言い張ったらしい。自分はそれなりに厳しく育てられたほうだが、それでもいま私は一人で生きる力が足りなくて苦労しているのだから、もっと厳しくする必要があるのだ、とも。

児童相談所は、亜里沙の保育所申請をすること、拓馬については学校の先生ともよく情報交換すること、家事は子どもにさせずに実家の援助を受けるかヘルパーを頼むことを条件に、母の言い分に沿った処遇を進めるという方針を定めた。由紀が施設に保護され、一番の危機は回避されたので、あとは児童相談所の指示通り母が生活を変えられるかが問題だった。

まず亜里沙の保育所入所が決まった。その送り迎えが必要であるため、亜里沙は実家に預けられることになった。それをきっかけに、母親も拓馬も実家で同居することになった。祖父母は、それなら由紀も引き取ろうと言っていたようだが、母は長女の引き取りには頑として応じなかった。由紀に対しては精神的虐待も加えられていたということになる。

この家族は、児童虐待に対応するには身近な資源を中心にしたネットワークがいかに大切であるかを、私が最初に教えてもらった事例である。民生委員や児童委員の力の大きさを実感した忘れられない事例でもあった。地域では、こうした貴重な方々と共に力を合わせて仕事ができるところに、大きな恵みと楽しさがある。

第8話

二〇×年 一月

「アルコール家族」の絆が支える暮らし

新年が明け、正月の三箇日が終わると、保健所はすぐに通常業務に戻る。街はまだ休み気分が続いている。この数日に保健所を訪れる人は、よほど困った事態を抱えた人に限られる。定例の事業、たとえば精神科デイケアなどは、年末のプログラム決めのミーティングで、メンバーから「初詣に行くっていうのはいいと思いますけど、次の週にしてもいいんじゃないですか」という希望が出されて、最初の週はお休みになることが多い。だから年明けの二日ほどは、事務整理や統計処理の作業に勤しみながら、その合間に、事務職員からデスクに配られた年賀状を拝見させてもらうことになる。

年賀状のほとんどは、この地域のネットワーク関連機関や関係者からの保健所あての挨拶状だが、相談者や住民の方が保健師個人に宛てたものも混じっている。個人宛の年賀状を受け取ることに組織からの干渉があるわけではないが、保健師の中では、たくさん受け取る人とほとんど受け取らない人との間に、言葉にならぬ感情が生じる。たくさん受け取る人は、それだけ相談者に親しまれていると見られる一方で、距離が近すぎる相談関係なのではないかと疑われる。ほとんど受け取らない人は、相談者との関係作りが下手なのだろうかと思われる一方で、相談者と冷静な距離が保たれていると評価されることもある。実際のところは逆のこともあり、真実はわからないのだが、人間相手の仕事をしている人間たちの間で、さまざまな憶測が行き交うとしても不思議はない。私は、個人宛の年賀状を頂いたことをありがたいことと感じ、出してくれた人の気遣いや書く作業の大変さを思って、必ず返事を出すようにしていた。以前の勤務地で相談を受けていた人から毎年届けられる年賀状も、その人の平穏な日々を教えられ、嬉しさをもたらしてくれる。

机の上の作業が思いのほか早く済んだので、午後は年末年始のあいだ気がかりだった家を訪問することにした。緊急の連絡が入ったわけではないが、休みの間に変化がなかったかどうかを確かめておくといった仕事は、後回しにするほど意味は薄れてしまう。

訪問の対象は、アルコール依存症の治療中にうつ病を併発した夫と統合失調症の妻との二人家族だった。夫婦とも五十歳代半ばの年齢である。公営団地の傍にある四軒平屋の借家の一角に、その夫婦は暮らしていた。この夫婦とは、私がこの地域に赴任したときからの付き合いだ。

夫は、断酒は維持されていたが、うつ状態が遷延し、県境にある病院まで妻と一緒に月に一度通院していた。妻の診断は統合失調症だったが、病識は乏しく薬を嫌がり服薬はしていなかった。夫が退職することになったので、退職金や失業保険の受け方について相談したい、と電話してきたのが保健所との最初の関わりだった。

⁂

最初の訪問のとき、夫婦が通してくれたのは四畳半の居間だった。その隣に三畳間、奥に風呂場。台所は、狭い廊下を挟んで二間ほどの幅しかなかった。小さな卓袱台の前に置かれた座布団を勧められ、夫婦は卓袱台の反対側に身を寄せるように座っていた。居間には布団と和箪笥がひとつあるだけだが、手荷物のようなものが大量に作られており、部屋の半分を陣取ってずらりと並べられていた。廊下にはビニール袋に入った荷物が積み重ねられており、三畳間にも荷物があふれ、家全体が息苦しいくらいだ。残された空間は、きわめて狭いものであった。

夫は見るからに気弱そうな小柄な人だった。妻は中肉中背、優しい眼差しだが、同時に気丈な印象を与える人だった。服薬していないにもかかわらず、平穏な対話が可能であり、外見上は重い病状とは思われなかった。

「ずいぶんとたくさんのお荷物ですね。毎日がご不便じゃありませんか」

私が二人に尋ねると、夫が

「こいつのやり方なんですわ」

といささかあきらめたような口調で応えた。

「ああ、奥さんのやり方……ですか。片づけや整理には結構エネルギーが要りますものね」

そう言うと、今度は妻のほうがあっけらかんと話し出した。

「近いうちにA市に引っ越すので、そのための準備なんですよ」

「A市に引越し、ですか」

「ええ、息子がA市にいましてね、一緒に暮らすことができるようになったんですよ。ここでは、いろんな人に後をつけられたりするし、雨戸を開けていると、そこを通る人がみんな家の中を覗くんですよ。それで、早く安全なところに引っ越そうということにしたんです」

家の前から様子を窺ったとき、雨戸はすべて閉まっていた。こうして家の中に入れてもらうと、外から光は外部に対して防衛線を張っているというのは、まったく入らず、昼間であることを忘れてしまいそうな暗さだ。そんな状況からも予測していた。だが、転居といっても、ここにある荷物の山には埃が積もっており、積み上げてもうずいぶん時間がたっているようだ。引越しできるほどの経済的余裕もないはずだ。今までは夫の収入があったといっても、大家さんへの家賃も時折滞納されている。何より、相談カルテには、この夫婦に子どもがいるという記載はなかった。妻は妄想で自分を支えており、夫もそれがわかっていて、妻の言葉をあえて否定しない、ということだろう。

「そうですか。でも、これだけ準備していれば安心ですね」

私は妻にそう伝え、相談として寄せられた話題に入っていった。

夫は溶接工として、今の会社で二十年ほど働いてきたという。以前から酒好きで二日酔いのまま出勤することもしばしばだったが、入院して治療するほどの依存症ではなかったようだ。しかし、七年ほど前から重度のうつ病になり、入退院を繰り返すようになった。妻ともその通院先で知り合い、五年前に一緒になっている。ここ二年ほど、夫は工場を休むようになり、それまで温情で雇ってくれていた雇い主もついに退職を勧告しなければならない状況になったらしい。

「退職金が出るということは聞いたんですけど、それがいくらなんだか、今から何がどうなるんだか、その説明がよくわからんのです。いろいろ聞いてみたんですけど、やっぱり、どうもよくわからんので、それで、どうしたらいいか相談したいと思いまして」

会社の事務はそれなりに対応しているのだろうが、夫の理解力が今ひとつ足りないのだろう。あるいは、会社に対して言いたいことがあるのだが、気の弱さから何も言えず、会社への不満を何とか解消したい、ということかもしれない。夫にしてみれば妻に手伝ってもらいたかったが、病気の妻にこの手の込み入った処理を頼むわけにはいかない。それで、保健師に手助けを頼もうと考えた。私にはそんなふうに想像された。

「ご相談の内容は、ご主人のご病気と直接関係したものではないようですね。基本的には、ご自身の生活の部分のことですから、ご自分で動いていただかなければなりませんよ。私がお手伝いできるのは、理解しにくい部分を補足したり、説明することぐらいでしょうか。それでもよろしいですか」

最初に、どんな相談でも引き受けられるわけではないと断り、夫の思うように使われてしまわないように予防線を張っておく。アルコール依存症の人は、差し伸べられた援助の手に無制限に寄りかかってくることも多い。そんな彼らの対人依存性も考慮しておかなければ、結局のところ有意義な援助とはならない。最初が肝心だ。今後も、いろいろと駆け引きめいたことが生じるだろう。しかし、ソーシャルスキルの乏しそうなこの夫婦には、何らかの具体的な生活支援が必要になることも予測される。夫は職人であったが理解力が弱く、妻は病気のため社会生活体験が少なく、実務処理の能力も低いと感じられた。


夫は、退職金がいくらになるのかをはっきりと知りたかったようだ。その後も夫は「どうしても聞けないんですよね」と訴えてきた。しかし、面と向かって聞けないなら、電話でも手紙でも使って自分で聞くしかない。私はその都度、「退職金の額なんて、他人が口を挟めるようなことじゃありませんから」と応えていた。

そうこうするうちに、会社の事務員から私に電話が入った。

「退職後の年金積み立ての手続きについて、いくら説明しても理解してもらえないんですよ。うちに入社する前の年金の種類と番号もわからないままなんで、会社まで書類を持ってくるように、保健師さんから説明してもらえませんかね」

夫は勝手に私の名を会社に伝え、それで私をうまく仲介役に使おうとしているのだな、と心の中で舌打ちしながら、夫婦の家に向かった。

話をしてみると、年金について、この夫婦にはほとんど知識がなかった。今まで会社が代行してくれていたわけだから、それが老後の生活にどれほど重要であるか、実感としてわからなかったようだ。

「年をとると誰でも仕事ができなくなりますね。仕事ができないと、収入がなくなって、明日の食べ物にも困ってしまいます。そうならないために、六十五歳以上になると、生活費として支給されるお金が年金です。ただ、無条件に受け取れるわけではありません。ご主人のように、お給料から毎月規定の額を積み立てておかないとだめなんです」

一つ一つ説明していくと、夫には、退職後も六十歳までは掛け金を支払う必要があること、そのためには退職後も何らかの収入を確保しなければならないことはわかってもらえたようだった。

しかし、再就職はそんなに簡単にいくものではない。それもあって、職場からは失業手当を申請するよう勧められたが、夫はその手続きをどうすればいいのか理解できなかった、ということらしい。退職金がどれぐらいなのかもわからないが、会社が失業手当の申請を勧めるくらいだから、たいした額ではないのだろう。手に職があるといっても、五十歳代半ばの求職は難しい。まして、うつ病の治療中である。妻も障害者年金は申請していないので、とりあえずは失業手当で生活をしのぎ、その次に、今後の生活に必要な対策を一緒に考えていかなければならないだろう。そう考えた私は、失業手当申請の手続きについては、夫婦に同行して補助することにした。

古い年金手帳は、妻がどこかに収納した記憶があるという。しかし、それがこの家の山と積まれた荷物のどこに入っているのか、見当がつかないようだった。

「そういう大事なものは、箪笥のどこかにしまうことが多いですよね。奥さん、少し時間をかけて箪笥を探してみましょうよ」

そう促して、和箪笥の引き出しを抜き出してじっくり点検し始める。二十分も経たないうちに、いろいろ書類の入った巾着袋が見つかり、その中を妻に見てもらうと、探していた年金手帳が見つかった。妻には、多少なりとも家財を管理する能力はあったのだが、どこに何を置いたかを覚えておくのは苦手だった、というわけだ。それにしても、夫にはこんなことにも責任をもって対処する気持ちはないようだ。

「手帳は、ご主人が自分で忘れずに会社まで持っていってくださいね」

そう伝え、二週間後に職業安定所へ行く時間を決めた。落ち合うことにした駅は夫婦が通院している病院行きのバスが発着している駅でもあり、二人に不安はないようだった。

二週間後、待ち合わせの場所に着くと、二人は身体を寄せ合って、私が来るのを待っていた。

「お待たせしたみたいですね。ごめんなさいね」

二人に声をかけ、そのあと、私が先導するように先を歩いて職業安定所までたどり着いた。二人はとくに言葉を交すこともなく、手をつなぎながら、ゆっくり私の後を追ってきていた。

職業安定所では、夫婦が担当者から説明を受けて手続きを進めるのを後ろから見ながら、所員の説明でわかりにくそうなところだけ、間に入って細かく説明しなおした。夫は書類のどんな項目の記入にも迷ってしまい、簡単な書類でも完成させるのは難しい様子だった。夫は途中で書類を妻に渡し、妻が代筆していく。私は最初の頃、妻が夫に支えられているんだなと勝手に思っていたが、細かな点では、夫のほうが支えられているということがだんだんとわかってきた。

時間はかかったが、その日の手続きは無事に済んだ。これからは毎月手当金を受け取りに来ることになるが、それは二人に任せることにした。

その後、また夫から「一緒に行ってもらえませんか」という電話がかかってきた。今度は、通院医療費公費負担書類の期限が過ぎてしまい、再度診断書を書いてもらわないといけないので、病院に同行してほしい、という。私は、診断書をもらうことに手伝いが必要かどうかはさておき、夫が通院している病院の実態を窺うチャンスだと、夫の依頼に応じることにした。

公費負担書類の期限が近づけば、普通は、病院のほうから患者に説明し、処理してくれる。だが、この病院にはソーシャルワーカーが一人も配置されておらず、過去に数件、入院患者から人権侵害を訴える電話もかかっていた。病院監査は本庁が主に担当するが、保健所にも監査の機能はある。そのため、きちんと内情を把握しておかねばならないと思っていたが、保健所職員を病棟の中には入れたがらず、また、日常業務でも退院者の情報を提供したり、保健所デイケアにつなぐといった連携はほとんどなかった。

病院は、私鉄の駅前から一時間に一本しかないバスに一時間近く揺られたところに建っていた。周辺は人家もまばらな人里離れた山裾である。ここまで来ると、実社会からは隔絶された時間が流れているようだ。

二〇〇床ほどの精神科単科の病院だが、その規模に比しても外来待合室は非常にこぢんまりとしている。その待合室に座っているのは、私たち以外にたった一人だけ。鄙びた場所にある病院でも、外来には十人程度の診察待ち患者がいるのが普通だ。外来の受付は、病院の事務員が患者の姿を認めると受付に出てきて対応する体制のようだ。看護師の姿は見かけない。よほど流行っていない病院なのか、それとも入院治療だけを請け負っていて通院は他施設に任せているのか、あるいは入院期間が長い患者ばかりで通院する退院患者というものがほとんどいないのか……。

あれこれ考えを巡らせていると、ほどなく診察室に呼ばれた。主治医には夫から事前に診察に同行することを了解してもらっていたので、夫婦の後からついて入っていく。

主治医は、予想外に若い女性医師だった。

「ご主人のうつ病については、抗うつ薬をきちんと服用されていれば問題ないでしょう。飲酒問題も今のところは大丈夫のようですね」

「そうですか。ご主人から保健所に、退職したあと、また求職活動をしなきゃいけないとご相談をいただいているのですが、その点については、何か支障などはございませんか」

「再就職ですか。現状なら、とくに問題はないと思いますよ」

診察は短時間で終わった。公費負担診断書作成が終了するまで、私は、主治医に確かめておきたいことがあったので診察室に残ったままでいた。確認したかったのは、妻の病状だった。

「奥さんのご病気について、ですか。ええっと、入院されたのは十年ほど前ですね。その後は落ち着いたご様子で、ご本人から何か言ってこられることもありませんし、夫からの相談というのもないですよ。まあ確かに、薬は必要ないって言われて退院してから服薬されていないんですが、妄想はもっていらっしゃいますけど、どうにか生活できているので、当面はこのまま様子を見ていていいだろうと思っているのですが」

家事に関する特異さと能力の低さを除けば、妻は人あたりよく疎通は良好だ。本当に統合失調症なのだろうかという疑問が私にはあったが、診断について修正はなかった。もっとも、どのような診断名であれ、妻は夫との生活の中で一応の安定を維持しているのだから、それでいいのかもしれないと思い直すことにした。

診察時間はほんのわずかな時間だったが、バスを待ち、それに乗り込んで駅に着いたのは正午に近い時間だった。夫婦にとって、外来受診は早朝から始まり、ゆうに半日を超える作業である。こんな不便さから、外来患者も少ないのだろう。要領のよい患者なら、主治医に紹介状を頼んで、自宅近辺の精神科クリニックに転院しているかもしれない。しかし、この夫婦はそんなことをかりそめにも考えず、律儀にこの病院に通い続けてきた。

「毎回の通院は結構なお仕事ですね。先生と相談して、近くのクリニックに通うことをお考えになったことはありませんか」

そう投げかけても、夫婦はきょとんとしている。

「私たちにとっては、いいお出かけの機会だから、楽しいよね」

妻がそう言って夫に同意を求めると、主も素直に頷いた。いつも二人一緒で出かける夫婦にとって、近隣者との交流は危険に満ちた、歓迎すべきものではなかったが、あまり人と出会わないこの病院への通院は、むしろ解放感をもたらしていたのかもしれない。私はそれ以上の勧めは無意味だと悟り、この夫婦の生活スタイルを受け入れることにした。


失業手当金の受け取りは二人に任せたはずだったが、「要領がわからないので、ついて来てもらえませんか」という電話がまたかかってきた。職業安定所からの通知書を読んでも理解できないところがあるという。

「通知書に『何月何日何時から』と必ず書いてあるはずだから、表も裏もひっくり返して、よく見てみてください。どこかに日付が書いてませんか」

電話の向こうで、妻とあれこれ言いながら文書を確認する声が聞こえる。数分間、そんな夫婦のやり取りが続いたあと、「行く日と時間は書いてありました」と答えが返ってきた。

「そうしたら、その時刻に職業安定所の一階のホールで落ち合うことにしましょう。でも、一緒に手続きに行くのはこの一回だけで終わりですよ」

そう念を押して電話を切った。

失業手当金の受け取り日、約束の時間に職業安定所まで行くと、かなりの数の来所者で一階ホールはごった返していた。人ごみの中で夫婦は緊張した面持ちで私が来るのを待っていた。職員の指示に従っていくつかの窓口を巡り、書類に必要事項を書けばいいのだが、大勢の人と見知らぬ職員からの指示が、夫婦の緊張を昂ぶらせていた。二人が迷ったり戸惑ったりするところだけを補助してその日は終わったが、この夫婦が新しいことに慣れるのには時間をかけて補助していかねばならないように思われる一方、支援はある程度にとどめて、二人にストレスに耐えながら練習していってもらう必要性も感じていた。

その後は二人で職業安定所まで出向き、何とか対処しているようだったが、失業保険が終了する時期が近くなった頃、夫から「仕事を探さなきゃいけないので、付き添ってもらえないか」と電話が入った。私は、これに従うと終わりがなくなると思った。

「仕事に就こうっていうんですから、しっかりしなきゃいけないでしょう。自分にできそうな仕事をまず自分で探してみないと。他人の付き添いがあったりすると、かえって不利になりますよ。いろいろ大変でしょうけど、ぜひ頑張ってください」

夫は、素直に「そうですよね。自分でやらなきゃいけませんよね」と言って電話を切った。そうは言いながら、求職めぐりも妻に同行してもらうに違いないと思った。

夫の求職活動は、うまくいかない日が続いた。溶接工以外の仕事に就く気持ちはなく、するとほとんど年齢制限に引っかかってしまう。しかし仕事に就けないと、生活苦が間もなく襲ってくる。その不安が引き金になって、夫は今まで断っていた酒をまた飲み始めるようになっていた。それが十二月に入った頃のことだった。年末年始の時期には酒量が増えるだろうから、妻も困っているかもしれない。休みに入る前に様子を窺いに訪問したが、アルコール臭が僅かに感じられたものの、夫にも妻にも大きな変化は見られなかったので、ひとまず安心して年末年始の休みに入ったのである。

＊

まだ松の内も明けきらない時期の訪問には遠慮もあり、二人の様子がいつもと変わっていなければ、挨拶だけして事務所に戻るつもりでいた。

「ごめんくださーい、宮本ですがー」

いつもなら、妻はゆっくりと玄関に現れる。しかし、そのときは間髪を入れず妻はドアを開けた。その引きつったような表情を見て、ただならぬ状況であることが察知できた。夫はかなり飲んでいるな、と直感しながら、暗く狭い居間に足を踏み入れた。

部屋にはアルコール臭が充満しているが、酒瓶はすでに仕舞われている。夫は青ざめた表情で、黙ったままだった。

「この人、いま機嫌が悪いんです。ついさっきも、言うとおりにしろって殴りかかってきたんですよ。それで私、外に出ようとしていたところだったんです」

妻が私の背中越しに説明する。

「ご主人、お酒を飲みたい理由がいろいろあるのはわかりますが、奥さんに当たるのはいけませんね」

そう言いながら座りかけると、夫は急に立ち上がり、台所から包丁を持ち出してきた。

「仕事が見つからないのは、お前が職安について来てくれないからだろうが。ついて来てくれないんなら、俺は何をするかわからんぞ」

今度は私に向かってわめき出した。

「やめてください。そんなことなさるんなら、私は遠慮なく警察に電話させてもらいますよ」

強い口調で言い返したが、『これは厄介なことに入り込んでしまった』と思っていた。私は努めて冷静を装い、しかし、決して弱みを見せてはいけないと心しながら、彼と正面から向きあっていた。夫は、真っ青だった顔を真っ赤にしながら、包丁を私に向けている。私は目を逸らさないまま受話器をとり、一一〇番しようとした。

「あなた、お願いですからやめてください。仕事が見つからなくても何とかなります。私が我慢しますから」

このままでは大変なことになる、と妻は思ったのだろう。彼女は、夫にひれ伏すようにすがりつき、必死でなだめ始めた。

「私が我慢しますから。何とかしますから」

そう繰り返す妻の言葉に、夫はしだいに冷静さを取り戻した。妻の手に包丁を返し、それからゆっくり私に向かって言った。

「申し訳ありませんでした」

夫の額からは冷や汗が流れていた。自分でも、湧き上がる怒りをどうコントロールしていいのかわからなかったのだろう。妻が優しくなだめてくれ、彼はかろうじて自分を取り戻すことができた。私はといえば、なだめることよりも、絶対に負けないぞという構えを必死に見せようとしていた。

「今日はいつもの状態のご主人ではないので、これ以上お話しすることは控えましょう。仕事が思うように見つからないことに苛立っておられることは十分理解しています。これからの生活もご心配なんですよね。そのことについては、日を改めてゆっくり相談しましょう。今日のことはこれで終わりにしましょう」

落ち着きを取り戻した夫と妻を前に、私はそう伝え玄関に向かった。

夫は妻によって一時落ち着くことができたが、酒は昨夜からかなりの量を重ねているようだった。話を続けたら、何がきっかけで彼の怒りが爆発してしまうかわからない。今回の行動について話し合い、彼に反省してもらうことは、今日のうちにできることではない。

妻は玄関を出たところまで送りに出て、頭を下げる。

「申し訳ありませんでした」

「お酒のせいですよ。ご主人のせいではありません。私は気にしていませんから、あんまりご心配なさらないでください」

そう言って、手を振りながら保健所へと足を向けた。

帰庁して事務所の机に座ると、私はしばらく目をつぶったまま、今日起こったことを反芻していた。職場に帰るなり、同僚に感情をぶちまけようという気持ちには、その日はどうしてもならなかった。

夫に対する私の対応が、彼の怒りを助長していたことが明らかだったからだ。プロとしてはまずい対応だった。それ以上に、「私は負けた」という実感が気持ちを重くしていた。たじろいではいけない、こちらの弱みを見せてはいけない――それだけだったらセオリーに沿った対応である。だが私は、強い態度で夫を「ねじ伏せてやる」と思っていたのだ。彼は脅しをかけているだけで、本当に私を襲う気はないと直感したからこそ、目の前で一一〇番しようとした。しかし、私の攻撃的態度は火に油を注ぐようなものだ。自分を失した状態の人間は何をするかわからない。危機感をもった妻が下手に出ながら夫を慰める方法を採ったのは、賢明な対応だった。妻の対応は、私のそれよりずっと的を射たものだった。

あれこれと考えながら気持ちを落ち着けようとしていたとき、事務所に妻が現れた。妻は大根を抱えていた。

「先ほどは本当に申し訳ありませんでした。つまらないものですけど……勘弁してください」

妻は、今日で保健師との関係が途切れてしまうと心配したのだろう。とにかく私の機嫌をとらなければと考えたに違いない。妻なりの気遣いの濃《こま》やかさに、私はまた大きく心を揺さぶられた。

「どうぞ、お気遣いなさらないでください。今日のことは、大丈夫ですよ。私たちはああした場面に出会うことが多い仕事なんです。奥さんのほうこそ、いろんなことを心配なさって大変でしたね。私がかえってご主人を刺激してしまったようで、申し訳ありませんでした。落ち着いた頃、またお伺いしますから、ご安心ください」

そう言うと、妻はほっとした表情で事務所を出ていった。

幸いなことに、夫はそれ以上飲酒を続けることはなかった。求職活動には二度ほど付き合ったが、やはり年齢と経験に無理があった。妻は精神障害者年金が受給できる可能性があったが、それには診断書が必要である。妻は薬を服用しようとはしなかったが、夫の受診ついでに自分も診察してもらうことは拒まなかったので、主治医に掛け合い、申請のための診断書を書いてもらった。

障害者年金がもらえることが明らかになり、夫婦は安心できたようだった。私はこの夫婦との関係からしだいにフェードアウトしていった。何とか生活ができれば、夫は飲酒を重ねることもなく、妻とつましい暮らしを続けていくことができるだろう。妻は相変わらず「明日引越しする」と言っていたが、翌日にそれが実現しないからといって、それで心のバランスを崩すことはなかった。二人が互いに絆を確かめ、ひっそり暮らすことが大切だと思った。私がそこに入り続ける理由はない。夫が妻を支えていると思った夫婦は、実のところは、気丈な妻が夫を支えていたのであった。「アルコール家族」らしいと言えばそうだが、このような暮らしもある。

第9話

二〇〇×年　二月

機能不全家族が崩壊していく

二月に入り、寒い日が続いていた。職場は、山裾の街を出発した列車が北上しながら山間部に入っていく途中にある。街を離れるにつれて、列車の中はしだいに冷気の厚さが増し、雪の冠を頂に載せて自然の威厳を誇示する山々の姿が車窓に続くようになる。そう高くはない山だが、真冬の表情は厳しく、登山客も少ない。職場のある駅のホームに降り立つと冷たい風が頬を刺し、白い息をはきながら足早に改札をめざす。職場にたどり着いたら、まずその日の予定に見合った仕事着に着替え、始業時間になる前に熱いお茶をすする。ようやく、ほっと力が抜ける。

❊

朝のミーティングが終わってまもなく、電話が入った。

地元警察の生活安全課の係長からである。係長とは、これまで何度か連携を重ねていて、気心の知れる関係になっていた。警察との連携は自傷他害の恐れのある緊急ケースの場合が多いが、この係長は、保健所の限界、警察の限界をよくわきまえ、それだからこそ連携を緊密にしようと積極的に動いてくれる人だった。

以前、未治療の精神障害者が乱暴な行動を続け、その対応に疲弊した近隣住民が警察に通報したことがあった。そのとき警察は、必要なのは医療だと判断して保健所に協力を依頼しつつ、近隣住民にはパトロールして様子を見るからと約束してくれた。その間に保健所は、問題となった当人やその家族と接触し、十分に準備を整えて本人を医療につなぐことができた。病院への移送の際にも、係長はパトカーではなく普通の車で様子を見に来てくれていた。警察の力を上手に使いながら、医学的判断が必要と思われたときには躊躇なく保健所に連絡してくれるこの係長と、私は馬が合ったのだ。

「明け方に住民からの通報で警察に保護した若い男なんですがね。病院に連れて行くべきかどうか迷っているんですよ。署まで来ていただいて、男と会ってくれるとありがたいんですがね」

「保護したってことですけど、何があったんですか」

「署に電話がありましてね。隣の家の前で若い男が『死ぬ』って叫んでるからすぐ来てくれって。何でも隣の娘のボーイフレンドらしいんですが、両親に追い帰されたみたいで。ずっとわめいてるのを当の家は無視しているけど、これじゃほんとに自殺しかねないって言うわけですよ」

警官が到着したときも、青年はまだ興奮して大声をあげていた。警官がなだめるといくらか落ち着いたが、やはり「死にたい」と繰り返す。それで署まで連れてきて事情を聞くと、昼間に娘を訪ねると両親から一方的に交際をあきらめるように言われたが、納得できずに夜中にまた出てきたということらしい。

「話に支離滅裂な部分とかはないんですが、病院に受診させなくても大丈夫かなと思いましてね。ちょっと会ってもらって、意見を聞かせてもらえませんかね」

若者の恋愛トラブルに付き合わされるだけかなと思いつつ、自殺するという訴えを無視するわけにはいかない。病気の診断には医師に登場してもらわねばならないが、受診の緊急性について意見を述べることはできるだろう。とにかく、その青年に会ってみることにした。

生活安全課の相談室に、その青年、利発そうなまなざしの体格もしっかりした今ふうのイケメン青年が座っていた。その後ろ、部屋の隅に、顔色のすぐれない細身の中年男性がいる。青年の父親らしい。母ではなく、父一人が来ている。私が抱いた最初の違和感だった。

青年を連れてきて付き添っていた夜勤の署員が、私のことを簡単に紹介してくれた。

「どうして見ず知らずの人に会わなきゃいけないの、と思ったでしょうが、警察の人があなたのことを心配されてね、私に連絡してくれたんですよ。死にたいって言うのを黙って見過ごすわけにはいきませんからね。何がそれほどつらいのか、話せるだけで結構ですから、お聞かせいただけますか」

青年は落ち着いた口調で話し出した。

「いま家の中がめちゃくちゃで、気が滅入ってたんです。一週間前にお袋が妹と弟を連れて家出しちゃって、どこにいるかわかんないんですよ。俺は予備校もあるしバイトもあるから家にいるしかないけど、家に親父といるの、もう堪えられなくて。気が晴れるのは美佐子と会ってるときだけ。美佐子が支えなのに」

「お母さんたちが家を出て行方不明……。それはずいぶんショックでしたね」

「別にお袋に頼っていたわけでもないから平気なはずなんだけど。でも、これで本当に家族がばらばらになるんだなって思って。こいつがみんな悪いんですよ」

息子に指差された父親は、苦い表情をしたが何も言わない。

「美佐子さんはやさしい方なんですね」

青年の家族の状況に立ち入るよりも、恋人との関係に不自然さがないか確認することが先だった。

「美佐子は俺のことを一番理解してくれてる。でも、受験が近いんで親が俺と会わないように言ってるみたいで。でも、それっておかしいでしょ。だから何度も家に行ったんですよ。でも会わせてくれない」

「美佐子さんがあなたに会いたくないはずはない。大人が勝手に決めてるって?」

「そうだよ。でも美佐子は出てこない。嫌われたんかなって考えると、もう居ても立ってもいられなくって。美佐子がいないと生きる気持ちなんて出てこないから、それで、もう死ぬなんて言っちゃったんだけど」

警官が口を挟もうとすると、青年は「おっさんとは話したくない。このおばさんと話すほうがいい」と言い張る。私は、この時点でこの青年の依存的な心性、母親と同胞の家出、父親の不健康な外見から、ある家族の像を描いており、青年はその家の長男なのだろうと想像していた。

「彼女と会ってさえいれば、あなたの生活は充実しているの? 付き合い始めてもう長いの?」

「高校のとき。生徒会で一緒だったんですよ。美佐子がいたから、高校も楽しかったし、家のいざこざも忘れられたし」

「お家のいざこざはずいぶん前からだったの?」

「ああ、俺が物心ついたときからずっと。お袋と親父はいつも喧嘩してた。こいつがちゃんと役割を果たさないから」

後ろにいる父親のほうを見ながら彼がそう言っても、父親はただ苦虫をかみ潰したような表情を見せるだけだった。

「家でいろんなことがあっても、あなたは、外では元気に力を出そうとしていたのね」

「まあ、今はバイトも楽しいし。あっ、今日は午後からバイトだった。でも、警察の人は病院に行けって言うし。そう言われるとそうなのかなって思っちゃうし。自分のことがよくわかんないんだよなあ。バイトに行けないなら、チーフに早く電話を入れなきゃ、代わりの人の手配ができなくなる。迷惑かけちゃうなあ」

彼は紛れもない《機能不全家族で育ったアダルト・チルドレン》だと私は確信した。しかし、バイトに行こうというくらいの元気はある。彼女とのことは、家庭の事件が誘引になってことさら悲観的に考えているのだろう。憂鬱な気分にはなっているだろうが、彼の明晰な話しぶりからは、何か重い病の症状であるとは考え難い。現段階で緊急受診させる必要性はないと私は判断していた。

「お父さんは、どう思われますか。彼の最近の様子はいかがでしたか」

「家でも息子とほとんど顔を合わせないので、今の状態がいつもと違うのかどうか、ちょっと私にはわかりません。警察の方がおっしゃるのならそのとおりにするほうがいいと思うのですが」

肝心なことを判断できるほど、父子の関係が緊密であるとは思われなかった。

「警察の方も、よくわからないから保健所に電話をくださったのだと思いますよ。でも息子さんのお話はしっかりしていますし、ご病気とは思えませんよ。それと君。あなたは大丈夫よ。バイトがあるんなら、きちんと行ったほうがいいんじゃない。気持ちが沈んでバイトに行く気になれない、もう人生は終わりだ、死にたいって本当に思っているのなら、精神科の先生に相談しなきゃいけない。でも、彼女との関係が戻ればちゃんとできるって言うのなら、どうしたらそうできるか、自分でじっくり考えてみるしかないわよね。あなただって受験が終わったわけではないでしょう」

私は、この青年に依存性を感じながらも、病理を抱えていると思われる家族の中で必死に生き延びようとしてきた健気さを誉めてあげたい気持ちのほうが強かった。たぶん、家出してしまった母に代わって母親の役割を担おうとする気持ちもあったのだろう。いずれ、もっと違った形で家族病理の影響がこの青年の心に現れてくるかもしれない。しかし、親の影響から離れて自立したいという意欲はある。その力を信じたいと思った。

「もし、おばさんの言うとおりにして、俺に何かが起きたらどうするんです?」

——ふーん、試し行為に出るわけね。

「もしそうなったとしたら、それは私の判断ミスということになるわね。そうはならないと信じているけど。でも、もしあなたが、やっぱり死にたい、苦しいという思いを振り切ることができないなら、迷わず私に電話をちょうだい」

そう言って名刺を渡した。名刺をじっと見ていた彼は、しばらくしてこう言った。

「妹がお世話になっていた保健師さんですね。僕の名前は中村達也。住所は新井戸町」

私の頭の中の霧が一気に晴れていった。

❇

ずっと以前に、私はこの家族の中の二人(青年の母と妹)から、別々の場面で相談を受けていた。最初に保健所を訪れたのは母親である。予約なしの不意の来所だった。夫の健康問題について相談したいとのことだった。彼女はしっかりした風貌と身なりで、さらに、強い緊張感を漂わせていた。これは重い相談になりそうだと感じた私は、傍らの相談コーナーではなく階下の研修室に案内した。

青年の母、由紀子さんは夫と二十歳代後半に結婚してから、もう二十年になる。夫はごく普通の会社員だったが、結婚後まもなく酒量が増え、子どもが生まれてもそれは一向に止まなかった。十年ほど前からは二日酔いで会社を休むようになり、持病の胃潰瘍を悪化させ、八年前に手術を受けた。しかしその後も大量飲酒は収まらず、酔うと暴れて、制止しようとする由紀子さんに暴力を振るうようになった。こんなことが続くので、由紀子さんは子どもを連れて家を出ようとしたこともたびたびあった。すると、夫は家具を壊し、逃げたら死んでやると由紀子さんを脅した。

「このままだと、子どもにもよくない影響が出てしまいそうで。子どもたちも『お母さん、どこかへ行こう』って言うんですよ。私は、夫を何とかしていい方向に向かわせたくて。夫には治療が必要だと思うんです。でも、どうすればいいのかわかりませんし。それで今日、保健所の前を通ったとき酒害相談の案内が目に入りまして、それで決心して伺ったんです」

夫は身体合併症が深刻であるだけでなく、飲酒問題をめぐって夫婦関係の不和や父親としての役割放棄が生じている。子どもたちへの心理的外傷も大きいだろうと想像できた。だが、ここにたどり着くまでに、彼女は何か解決の道を探っていたのだろうか。

「ずいぶん長い間、ご主人の飲酒問題に苦しんでおられたようですね。今まで、どなたかに、あるいはどこかの機関に相談されたことはありますか」

「相談したと言うか、病院にかかったのは、胃の病気のときだけです。胃を三分の二ぐらい切除したんですが、それからも懲りずに飲んでました。それに実は……、半年前に残胃がんと診断されたんです。ますます自棄になって、どうせ長生きできないから好きなことをすると言って、まったくお酒をやめるつもりはないんですよ」

親戚縁者の協力を受けたか尋ねてみると、夫の両親はすでに他界し、夫の兄弟や由紀子さんの身内との交流も希薄であり、近親者に相談する機会はなかったという。何より由紀子さん自身が、他人に頼って相談するのではなく、自分の力で何とか対処することを信条とし、「どんなに大変でも踏ん張ってきた」と語った。子どもたちの様子を尋ねると、「三人とも私の味方をしてくれて」と言う。

この人の頑張りには、アルコール依存症者の妻がもちがちな万能感やコントロール欲求と、その裏に潜む自己評価の低さなどが感じられたが、それを今指摘しても何にもならない。この人が自分の気持ちを素直に話し始めるまでには時間がかかるだろう。それよりも次の相談につながる提案をするほうがいいと考えた。

「今まで、よく耐えてこられましたね。確かに、身体のことだけに対応していても、ご主人の問題は解決しないでしょうね。ご主人が、自分はアルコール依存症という病気だと認めて、お酒を断つ覚悟をもたない限り、奥さんのご心労は続くでしょう。ただ、ご主人がそうなるには、ご家族が学ばなきゃいけないこともあるんです。今日、奥さんが保健所に来られたのは、その第一歩を踏まれたということですよ。迷いもおありだったでしょうが、本当によくおいでになりましたね。ここにはご家族向けの教育プログラムもあるので、そこに参加していただくのがいいと思います。その前に一度、酒害相談の日にお越しいただいて、アルコール依存症を専門にしている精神科医にご主人の状態をきちんと診断してもらってはいかがでしょう」

由紀子さんは私の提案を受け入れ、次の来所は嘱託の精神科医による酒害相談日に設定した。


酒害相談の嘱託医は、由紀子さんの話を聞いたあと、次のように言った。

「がんを宣告されて自暴自棄になっている状態では、依存症の治療をすぐに始めるのは難しいでしょうね。それより、奥さんご自身のこれまでのことを振り返って、この先のあなたとお子さんたちが幸せになるにはどうしたらいいのかを考えてはいかがですか。ご主人の暴力がひどいときは我慢せずに、お子さんと一緒に家を出たほうがいいと思いますよ。この病気がどんなものか、家族はどう対応すべきかわかりますから、ぜひ家族教育プログラムに参加してみてください」

厳しさも込められた医師の言葉を、由紀子さんはいくぶん表情を硬くして聞いていたが、納得できない様子でもなかった。

次の週の教育プログラムに、約束どおり由紀子さんは来所した。

プログラムの前半はアルコール依存症の病態や家族の対応についてのレクチャー、後半はミーティングとなる。その週は一クール四回の構成になっている三回目で、また五十歳代の参加者が多かったため、由紀子さんは他の参加者と少し距離を感じたようだった。ミーティングでは一言も語らなかった。自分の名前も、なぜここにいることになったのかも語ろうとしなかった。最後まで彼女の表情が緩むことはなく、私は、この人は簡単なことでは今までの自分のやり方の問題を直視しようとはしないだろうし、自分の生き方を変えようとはしないだろう、と感じていた。

「プログラムに参加されていかがでしたか」

ミーティングが終わって帰ろうとする由紀子さんに声をかけた。

「得るものは何もなかったです。次回も来るかどうかわかりません」

実にはっきりした返答だった。

「今日のプログラムはお気に沿わなかったみたいですね。でも、またお話しにはいらしてくださいね。私のほうからもご連絡させていただきますから」

由紀子さんとは、しばらくのあいだ個人面接を重ねていくしかない。

やはり次の教育プログラムに由紀子さんの姿はなかった。三週間ほど間を空けて、私は由紀子さんに電話をかけ、「その後の様子を伺いたいのですが、保健所までお越しいただける日はございませんか」と尋ねると、来週なら行けるとのことだった。

由紀子さんは約束の時間ちょうどに来所した。

夫のこの間の状況を聞いてみると、週に何日かは酔って家具を壊したり暴力を振るったりしているという。

「奥さんが今までどおりご主人を保護しておられる限り、ご主人はご自分の飲酒が引き起こしている問題に気づこうとはされないでしょうね。ずいぶんつらい思いをされてきたようですが、それでも耐えて、今も一緒の生活を守ろうとされるのは、ご主人にもよいところがあるからなんでしょうか」

由紀子さんは言葉に詰まりながらも、次のように語った。

「夫に対する気持ちは、結婚直後から冷めていました。いいところなんて、あるわけありません。私が一緒にいるのは、そうしないと食べていけないからです。ほんとは私、准看護師の免許をもっていて、若い頃、何年か病院で働いていたんです。でも、自分には向いてないなって思って、病院やめて。また病院で働くなんて無理ですから。でも、いま夫はがんの治療も放り出して、自棄になって飲み続けて、このままだと私たち生活できなくなっちゃいます。それが心配なんですよ」

「確かに、お子さん三人いらして、一人で育てていくのは大変ですよね。でも、保育所とか、母子家庭手当てとか、そういった制度も利用できますし。そのようなことはご存じありませんでしたか」

「いえ知っていました。でも私は、生活保護とか、誰かの力を借りるようなことは、したくなかったんです。こんな状態になっているのは自分が選択した結果です。その結果は自分で引き受けていかなければなりません」

由紀子さんは自分に言い聞かせるようにそう言い切って、唇をきつく閉じた。

「あなたは自分一人で責任を負うおつもりなのですね。こんな目に遭うのも自分の選択の結果で、誰かに責任を転嫁するわけにはいかないって。でも、そんなふうにしてこられて、何かが解決していったんでしょうかね。お聞きした限りでは、問題が重なるばかりのようですが。どこかで考え方を変えてみる必要もあるんじゃないでしょうか」

私は由紀子さんに一つの方向性を押しつけすぎたのだろうか。私には、彼女が理解力が低い人とはとても思えなかった。だから自分の誤りや修正すべき点は、頭では十分理解していただろう。そんな人が、自分に暴力を振るい愛情も信頼も失った夫と一緒にいるのは、子どものことや経済的問題、そして責任感以外にも、心の奥底でこだわり続けている何かがあるのかもしれない。

「これからも月に一度くらい、足を運んでくださいませんか。話をする中で整理がついてきて、それまで迷っていたことを何とかする力が湧いてくるかもしれませんから」

由紀子さんは、私に何かを教えてもらいたいわけではない。自分の中のわだかまりを片づけるために、語りかける相手が必要なのだろう。

次回の面接日を約束し、もし来なければこちらから連絡させてもらうことも合意した。由紀子さんはしばらく約束どおりに来所したが、自分の内面についてはっきりしたことは語らず、夫と別れるしかないのかもしれないが、それはそんなに簡単にできることではない、と繰り返すだけだった。そしてそのうちに、由紀子さんの足は遠のいていった。

❊

由紀子さんが顔を見せなくなった頃、入れ替わりのように、ある少女から「家から離れたい」という相談の電話がかかってきた。電話を受けたのは若い川上保健師であった。電話の主は十七歳の高校生で、思いつめた様子だったので面接を約束したが、できれば同席してもらえないかというので、私もその少女に会うことになった。

彼女は、背が高く痩せた身体つきの子だった。地味な装いで現れ、最近の女子高生にありがちな幼さや軽薄さは感じられなかった。沈んだ表情だったが、何か悟っているかのような、妙に大人っぽい印象もあった。

「保健師の川上です。私が責任をもってご相談に対応しますけど、私がいないこともあるので、今日はこちらの宮本さんと二人でお話を伺わせていただく、ということでもいいかしら」

川上保健師はそう切り出し、少女の名前と住所を確認した。

聞き覚えのある苗字と住所、由紀子さんの娘に間違いない。彼女は娘のことなど何も言っていなかったが、これで、ようやくこの家族の全体像がはっきりしてくるだろう。しかし、この娘は何を求めて保健所に来たのだろうか。

少女は住所を答えたあと、黙ったまま座っている。長い沈黙に耐えられず、川上保健師がいくつか質問をし始め、やっと少しずつ語りだした。

娘の名は沙織といった。高校一年の後半から学校に行っていない。養護教諭が心配して電話をかけたようで、その先生から「学校がだめなら、保健所に相談に乗ってくれる人がいるから」と言われたらしい。学校に行っても友達はいないし、授業も先に進んでしまっている。そもそも学校に行く意味が私にはわからない。でも、このままではよくないと思っている。沙織はそう語った。

面接で由紀子さんは娘の不登校には一言も触れなかった。だから、娘についてこなかったのは当然だろう。しかし、不登校の問題は保護者が相談に来るほうが一般的だ。

「お母さんはどう思っていらっしゃるの?」

「お母さんは、私のことなんかどうでもいいんです。保健室の先生からの電話も、『お母さんは?』ってかかってきたのに、私に出なさいって無理やり渡すし。学校に行きなさいって文句は言うけど、私のために一緒にどうしたらいいのか考えるなんて、絶対しないから」

家では父と母は口論ばかりしていて、母の憤懣《ふんまん》が私たちにも向かってくる。母は、毎晩酔って荒れだす父を何とかすることしか考えていなくて、自分たち子どものことなど眼中にない。きょうだいは私と高校三年の兄と中三の弟の三人。兄も弟も両親の諍《いさか》いから距離をとっているが、私はとても無視していられない。家の中にはいつも怒鳴り声や怒りが渦巻いている。母に「家を出よう」と言ったことがあるが、「あんたに何がわかるの。こっちのことより自分のことをちゃんとしなさい」と突き放された。家にいるのも嫌だし、学校も行きたくない。私は何のために生きているのかわからない。

沙織が望んでいるのは、学校のことよりも、そんな状態の家から逃げ出すことだった。川上保健師は、「沙織ちゃんが安心して過ごせそうな場所を探してみる」と約束し、相談事があれば電話をくれたら時間をとるから、と伝えた。まだ話し足りないような雰囲気もあったが、沙織は私たちに一礼して帰っていった。

川上保健師は、沙織のようなケースに対応できそうな資源を探し始めた。ここから数駅の場所に、古くから不登校やひきこもりの青少年の支援を行ってきて、全国に名を知られた民間機関もある。しかし、思春期精神保健のネットワークはまだなく、訪問して活動内容を確かめないと詳しいところはわからなかった。

そんな折、沙織は予約もなしに突然来所し、私と話をしたいと希望した。どれぐらい自分を受け止めてもらえるか確かめたい気持ちもあるのだろう。川上保健師との相談関係が確立されないうちに横入りのような関係が生まれることに躊躇したが、「川上が戻ったら交代するからね」とことわって、彼女を歯科診療室の隣にしつらえた狭い面接場所に案内した。

しかし、沙織は椅子に座ると下を向いたきり何も語ろうとしない。私も黙っていた。忍耐強く待ったつもりだったが、五分ほどを過ぎたところで、私は切り出した。

「今日話したかったのは、どんなことだったのかな?」

それでも彼女は口を開くことなく、持ってきた封書を私に差し出した。

「ここで、私が読んでもいいの?」

そう言い終わるより早く、彼女は小さく二、三度頷く。

手紙には、生きることの意味がわからないこと、大人への怒り、死にたいと思っていることが綴られていた。二度ほどその手紙を読み返す。そこから感じられるのは、この少女が抱いている深い虚無感だった。彼女は生きる意味がつかみきれず苦しんでいる。でも同時に、こうして誰かにその思いを伝えようとしている。

「あなたは、いつもこんな思いをして暮らしているって、誰かに伝えたかったのね」

彼女は黙ったまま、首を横に振る。

「いろんなことが我慢できないほどつらくて、誰でもいいから思いきり怒りをぶつけたいんだね」

黙ってうつむいている彼女の目に、涙がいっぱいに溢れてくる。

「あなたのこんな思いを、お母さんもお父さんもまったく知らず、あなたは無視されているように思っているのかな」

彼女は頷きも首を振ることもせず、ただ身を堅くして涙を流していた。これ以上は気持ちを引き出さないほうが良さそうだ。

「あなたの手紙を読んで、あなたの心をかきむしっていることがすべてわかったっていう自信はないけど、あなたの言いようのない苦しさは伝わってくる。こんな気持ちは言葉では語りきれないよね。今日は何か答えが欲しくてここへ来たわけじゃないんだよね。思いを伝えたくて、誰かに知ってほしくてここへ来たんだね」

それから一時間近く、彼女は静かに泣き続けた。

「時間が来たので、私は上に戻りますよ。あなたは心が静まるまでここにいてもいいけど、落ち着いたらお家に帰るのよ」

別れ際に、手紙は川上保健師に渡しておくがそれでよいかと尋ね、私は二階へ上がっていった。


沙織はそれから二度ほど、やはり電話もせずに来所し、私を指名した。

「会いたいときは必ずその前に連絡するのが社会のルールよ」

当たり前の常識を伝えたつもりだったが、彼女は、そんなことよりすぐに自分の感情をぶつけずにはおれないというふうだった。

「大人って汚い。いいかげん」

「いきなり私が怒られたみたいね。何かお家で困ったことがあったのかしら」

そう聞くと、両親の連日の口論、父の酔っての暴力、母の煮え切らなさなどをまくしたて始める。

「お母さんはどこかへ相談に行ったとか、あなたは聞いたことない？」

「お母さんは自分で何でもできると思ってる人だから、相談に行ったりしません。それに、お父さんを軽蔑してるし。それなら早く離婚すればいいのに。大人になんかなりたくないし、自分の将来も考えたくない」

彼女は、大人たちの賢明ではない生き方に、子どもがどんなに犠牲になっているかを伝えたかったのだろう。

「あなたがこんなに苦しんでいることを、お母さんにも伝える必要がありますね。あなたが保健所にいらっしゃっていることを、私からお母さんに伝えてもいい？」

そろそろ娘のSOSを由紀子さんに伝えて、家族面接へつなげていかねばならないと考えていた。

母との面接日の前に、沙織がまた来所した。

今度は座るなり怒りだすのではなく、しばらく押し黙っていたあと、「宮本さんは、若いとき自殺を考えたことある?」と尋ねてきた。

自分の正直な姿を伝えようと、私は思った。彼女とまったく異なる青春を送ったことを伝えるのが、彼女の私に対する過度の依存を避けるために必要だと感じたからだ。

「あなたくらいの歳で自殺を考えるなんて、とてもできなかったわ。その頃って、ベトナム戦争だとか世の中も騒然としていたし、この矛盾だらけの世界を何とかしたいって思っていたわ。自分たちには世界を変えていく力があるって信じていたから。だから死ぬことなんて考えられなかった」

案の定、彼女は興味を削がれたようで、それ以上、自殺の話を続けようとはしなかった。

「お母さんと保健所でお会いする約束をしたんですよ。それで、これから私はお母さんの相談相手にならないといけないから、沙織ちゃんのお話は川上さんがちゃんと聞くからね」

「えー、なんで宮本さんと話せなくなるの」

「でも、私は川上さんがいないときの相談相手だったでしょう」

沙織は憮然としていたが、彼女とは一線を引かねばならないことを繰り返し伝えた。

この制限設定は、結果的によい方向に向かったと思う。その週の終わり頃、沙織からの急な相談に川上保健師が対応し、訴えの深刻さを実感してA先生の診療所につなげたからだ。A先生は、精神病患者だけでなく、複雑な家族背景を抱えたケースにもきちんと対応してくれる精神科医だった。

由紀子さんと久しぶりに再会したとき、彼女は面接を中断させたことを最初に詫びた。

「ほんとうに必要なときにしか来られないものですよ。その後、ご主人はどんなご様子ですか」

激しい暴力は沈静しているようだったが、自暴自棄の態度は変わっていないとのことだった。

「今日はご主人のことではなく、娘さんのことでお母さんにお伝えしなければならないことがあって来ていただいたんです」

そう切り出して、沙織が来所したきっかけや語られた深い苦悩を説明した。

「沙織さんは今、かなりつらい情況におかれています。お母さんが心をかけてあげることが必要なんだと思うんです。いつまでもお母さんが今の生活を変えないままですと、娘さんはもっと深刻な状態になるんじゃないかって、私はそれを危惧しているんです」

いくぶん脅しめいた言い方だったが、この母には直面化が必要だと思った。由紀子さんは、下を向いたまま何かを考えているようだった。

「何とかしなければならないとは、ずっと思っていました。でも私は、簡単に放り出してはいけない、忍耐が大切だって教えられて育ってきたんです。いまさら別の人間になるなんてできませんし」

「由紀子さんのお父様はどんな方だったんですか。お酒とは無縁の方でしたか」

「お酒を飲まないということはなかったですが、夫のように暴力を振るうことはありませんでした。躾には厳しい父でしたが」

自分がどんな育ち方をしてきたのか語り直してもらう必要があると感じていたが、まだそれには時間がかかりそうだ。散々耐え続けてきて、いまさら夫と別れては、自分を全否定することになると思っているのだろうか。

「もちろん、生活や考え方を今すぐに変えろと言われても、無理ですよね。でも、沙織さんがSOSを出しているのは確かです。これは家族全体の危機のサインでもあるでしょう? このサインを真剣に受け止めてあげてください」

私はそう言って、次回の相談日を予約してもらった。

＊

沙織が精神科受診したあとは、A先生が家族面接を導入してくれ、母の面接は診療所へと移り、沙織も保健所に顔を見せることはなくなっていた。そんな折の、藪から棒の達也との出会いであり、いかにも影の薄い父親との対面だった。

「妹さんはあなたに保健所の話をしてくれてたのね。お父さん、今日は達也君と一緒に帰って、しばらく様子を見てあげてください。お仕事もおありでしょうが、今日は家で様子を見てあげて、何か気がかりなことがあれば保健所にお電話してください」

警察署員にも意見を伝えて合意を得、私は署員と一緒に父と息子が帰路に着くのを見送った。父はスリッパやタオルの入った手提げバッグを二つ下げていた。息子の入院を覚悟しての準備だったのかもしれない。息子の後ろを一歩遅れてとぼとぼと追う父の背中を、私はしばらく見つめていた。

二週間ほど経って、由紀子さんから電話が入った。今は知人の家に世話になっているという。

「息子がとんでもないことをしでかしたようで、ご迷惑をおかけして本当に申し訳ございません。詳しいことまでは聞いてないんですが、息子もどこかに相談に行かせたほうがいいのでしょうか」

達也のことは夫の知人を通して知らされたという。夫は、間接的に彼女に情報を流すことで、妻とよりを戻そうとしたのだろう。お酒を飲み続けるための戦略と同様に、自分が責任を負うことは避けながら、事を運ぼうとしたわけだ。

「ちょうど家族にいろいろな出来事があったようですから、たぶん、それに対する反応だったんだと思いますよ。達也君、今は元気でいるようですし」

「そうですか、いまは元気にしてるんですね。ほっとしました。私がぐずぐずして、家を出るのにこんなに時間がかかったからですよね。もっと早く、宮本さんが諭してくれたときに決断していれば」

「きっと時間が必要だったんだと思いますよ。精一杯されてきたじゃないですか。これからは、生活を安定させていく方法を考えていかなければなりませんね。お知り合いのところにいつまでもお世話になるわけにもいかないでしょうし。必要なときには、保健所でも役所の福祉課でも、どうか負い目を感じることなく相談にいらしてくださいね」

母と話をしたのはそれが最後になった。

この家族は、家族機能が損われ、それぞれがバラバラにサインを出すことになった。由紀子さんが言うように、もっと早くに自分の心の扉を開いていたら、私がそう意識して介入していたら、子どもたちのことも話し合えただろうし、夫と面接する場面も生まれたかもしれない。でも、彼女は、自分ですべてをまとめなければならないと思い込んでいたのだろう。こちらの思うようには動いてくれないのがこうした家族の常ではあるのだ。そんな家族にじっくり付き合っていくのが、私たち保健師の仕事である。

第10話

一九八×年 四月

ゆっくりと進む難病患者の看取り

「この人はねえ、あと一年の命と言われているの」

新人保健師の私は、その言葉に一瞬心臓の止まる思いをした。鈴木保健師は、表情を変えずに申し送りを続けていく。

四月の人事異動の時期には、通勤先が変わるだけでなく、地区の引き継ぎという大切な仕事が待っている。前任保健師は、担当地区のデータを揃え、自分が受け持ち区域の人々の健康をどのように支えてきたのか、細かく申し送ろうとする。培った人脈を後任者が使いやすいようにリストにする。重点的に支援してきた家族のサマリーを作り、後任の保健師に託していく。後任の保健師は、示された一連の情報と申し送りするその語り口から、前任者が何を大事にしてきたかを推し量り、まずは前任者の仕事内容を踏襲し、少しずつ自分らしさを出していくのが常道だ。

村上千鶴子さんは、鈴木保健師が、援助が最も必要なグループに区分していた一人だった。

「重度の汎発性強皮症なのよ。肺高血圧症、心肥大、肺腺維症など命にかかわる合併症も併発している状態。最近ADL低下が目立ってきているから、早速ヘルパーさんに入ってもらえるように、調整してね」

鈴木保健師は、こちらの顔つきにも頓着せず、やさしい口調を崩さないまま、今日にでも動けとばかりに、そう言い放った。

汎発性強皮症? 聞いたことがあるかないかの病名だった。実際の患者さんとのかかわりなしに、学生時代に習っただけの知識など試験終了とともにどこかに行ってしまう。新人保健師は、結局のところ、その病の実情を知らないままに患者に体当たりしていくしかない。出会いと同時に泥縄式に勉強しながら、支援方法を模索していく。この難病についてまったく白紙の状態であった私は、その人の生活についてイメージしようもなく、先輩保健師の申し送りを神妙に受け止めながら、とにかく早く会ってみるしかないと思った。

新人オリエンテーションが終わってすぐ、街の目抜き通りに面しているコンビニ店を訪れた。千鶴子さんの夫は、そこの店長をしていた。店の上はマンションになっており、その一室に夫婦の居宅があった。まず夫に会っておきたいと思い、店の中に入っていった。

夫は、忙しそうに商品を点検しているところだった。四十歳前後の実直そうな人である。鈴木保健師の後任だと自己紹介すると、店の奥にある狭い事務室に通してくれた。

何から尋ねようかと思っていると、夫は、これまでの経過をぽつりぽつりと話し始めてくれた。結婚して十数年になるが、子どもには恵まれず、家族は夫婦二人。妻の病気は最初、冬の寒い時期に手指の末端が白くなるレイノー現象から始まったという。

「最初に病院に行ったのは十年くらい前かな。なかなか診断がつかないで、数か所の病院を渡り歩きました。ええ、いろんな検査を受けました。でも、いくら私らのほうがおかしいと言っても、検査では出ていないからって、つれない先生もいました。検査ってそんなもんなんですかねえ。一昨年やっと、今のA大学付属病院でこの病名を聞かされたときには、もうかなり進行していると言われて……。余命一年くらいだっていうじゃないですか。肺や心臓の詳しい検査をしたのは、ここが初めてでした。とくに心臓が弱くなっているから、急な心停止もありうると言われました。それで、何かのときにもすぐ病院に連れて行けるように、同じマンションに住むことが条件になっていた、このコンビニ店長という仕事に応募したんですよ」

余命いくばくもないと言われていることは妻には伝えていない。夜になると、寝ている間に心臓がおかしくなっていないかと心配で、数時間おきに妻の寝息を確かめるのがすっかり癖になってしまったと、夫は苦笑した。

コンビニ店長の仕事はほとんど二十四時間労働だ。アルバイトのスタッフが店番をするが、何かあればすぐに呼び出される。バイトのミスも、当然店長の責任だ。とくに初めてコンビニでバイトする人は、どうせ簡単な仕事だと高をくくっていることが多いから、数時間おきに様々な商品を運んでくるトラック運転手への対応、商品チェック、品出しなど、めまぐるしく煩雑な仕事を一通り覚えさせるまでは、ほとんどつきっきりになる。それをレジの合間にこまめに処理していかなければならないのだ。二十坪にも満たない狭い店内にぎっしり置かれた商品の種類は千を超えるという。

「これから保健師さんと、そっちに行くから」

夫は電話で妻にそう告げ、「いま、ちょっと横になってるみたいですが、まあとにかく」と、私を店の裏手のエレベータへと案内してくれた。

会社からあてがわれた夫婦の住まいは、リビングの広い3LDKでモダンな造りになっていた。昨年秋に建ったマンションなので、フローリングの床や壁もまだ新しい。千鶴子さんは奥の寝室のツインベッドの一方に身を横たえていた。年齢は三十歳代後半と承知していた。年相応の外見の中柄の婦人だった。

「新しい保健師さんね。よろしく」

明るく張りのある声だった。その挨拶と微笑に迎えられ、私は親しみやすさを感じていた。

「体調はいかがですか？」

「ここ一か月ぐらい微熱がとれないんです。先生は安静にして寝てなさいって言うんですけど、まったく家事をしないというわけにもいかないでしょう？　なるべくこうやって横になるようにはしているんですけど」

「いろいろお困りでしょうね」

「そうですね。まあ、主人は私のためにここに引っ越して今の仕事に変わってくれたんですけど、コンビニの仕事ってほんとに休みがないんですよね。夫もクタクタだと思います。でも、夜は不安なんですよ。一日に一回は胸が詰まったようになって、息ができなくなってしまうんです。ギリギリまで電話するの我慢してると、帰ってきた主人に叱られちゃうんです」

子どもがいないせいもあるだろうが、室内はきちんと整理されていて、掃除も隅々まで行き届いていた。千鶴子さんの几帳面な性格が一目でわかる。しかしこういう人では、家事も手抜きはできないだろう。鈴木保健師の言ったとおり、ホームヘルパーの必要度は高い。これまでの経過や症状をもっといろいろ聞きたいとも思ったが、最初から千鶴子さんを疲れさせてはいけないと考え直した。「ヘルパーの早急な導入と、それから呼吸困難などの緊急時にどう対応するかが課題」と心に刻んで、三十分前後で初回の訪問を切り上げた。

保健所に戻ると、その日のうちに市の障害者福祉係に連絡し、千鶴子さんには、市役所の窓口で家事支援申請をするよう電話を入れた。ホームヘルパーの派遣はすぐに決まり、週二回から開始されることになった。

しかし、緊急時への対応は、簡単に決着がつけられる課題ではなかった。病名や合併症がわかっていても、複雑な病状なので、どんな病態生理の下にどんな種類の緊急事態が生じうるのか、きちんと主治医に聞く必要があった。緊急時の対応を主治医がどのように考えているかも確かめなければならない。さらに、もしもこの街で在宅ケアを続けることを千鶴子さん夫婦が希望するなら、往診を担当してくれる身近な開業医を探し、今かかっている大学病院と連携態勢を築く必要があるだろう。クリアしなければならないハードルはいくつもある。

まずは主治医に会って詳しく話を聞くことだ。そのうえで、地元の医師会の協力を得る手はずを整えようと考えた。私は、千鶴子さんの受診に随伴してよいか夫婦に確認した。もちろん今は、「余命」について触れることはできない。

⁂

二週間をおかずに千鶴子さんの家を再訪した。今回の目的は、ホームヘルパー導入後の様子を確認し、一緒に受診する日の予定を打ち合わせること、あわせて訪問看護導入を提案することだ。

ヘルパーさんはいい人で、派遣日には買い物と一、二日分の食事を作ってもらっているとのことだった。それ以外の日は、自分で台所に立ってみるが、結局満足に動けず、コンビニのパンやおにぎりで済ませることが多いようだった。訪問看護師の導入については、当面見合わせることになった。千鶴子さんは「まだ自分でできると思うので」という。病気の進行や生活能力の低下についてはわかっていても、《看護される》ほどに事態は深刻だと受け止めることには、また別の難しさがあるのだろう。

二回目の訪問でいくらか気を許してくれたのか、千鶴子さんの話は、夫への不満に移っていった。

「すぐ近くで仕事してくれるのはありがたいんですけど」

それでも、夫は仕事を優先し、自分は放ったらかしにされているように感じることがある、というのである。少し咳き込みながら話しているうちに、千鶴子さんは急に胸を抑え苦しみ出した。

「また発作が来たみたい」

私は、とっさに脈を取り、呼吸をカウントしながら、彼女の背中をさすった。毎分六十くらいの頻呼吸であったが、チアノーゼはない。脈は最初の三十秒はまったく触れなかった。その後徐々に触れるようになり二分後には元に戻っていた。発作のときは、左側の胸から腕にかけて痛みが走るようだという。呼吸器性の発作ではなく循環器性のものだろう。もちろん主治医に確認する必要がある。確かに、このような発作が、夫がいないときに、いつ起こるかと考えただけで、ひどく不安になるだろう。あるいは、その不安が発作を誘発してしまうこともあるかもしれない。

店に寄って夫にも話を聞くことにした。案の定、夫のほうにも割り切れない思いが募っているようだった。

「千鶴子はちょっと我儘なところがあるんですよ。店があるんで、ずっとそばにいられないのは仕方ないじゃないですか」

そうこぼしながらも、発作のことは夫も心配で、救急車が来るまでの対応策として、酸素吸入器など備え付けることはできないかと考えているようだった。夫だって不安でたまらないのだろう。不安が不安を呼んで、夫婦の仲もギクシャクしているようだった。二人の話を聞きながら、在宅療養は無理ではないかと、私は思い始めていた。

六月の初め、千鶴子さんと夫は車で、私は電車に乗って病院に向かい、膠原病内科外来で落ち合った。大学病院なのに、いやむしろ大学病院だからと言うべきか、フロアは患者で溢れかえっている。膠原病の専門外来を設けている病院は当時まだ少なく、難しい名前の病名を背負った患者が、ずいぶん遠くからこの病院に集まり、長い待ち時間を過ごしていた。──受診するにも体力がいるなんて矛盾したこと。気軽に、とはいかなくても、自分が暮らす街で安心して医療を受けることができたらいいのに──そんなことを思いながら朝一番から待ち続け、ようやく千鶴子さんの名前が呼ばれたのは十一時を過ぎてからだった。

診察室に、千鶴子さんと夫と一緒に入らせてもらい、医師に名刺を渡した。ところが、主治医は急用で、別の医師の代診であった。聞きたかったことは、二度手間になっても、もう一度主治医を訪ねて確認するしかない。千鶴子さんの診察は、実はこの日、膠原病外来だけではなかった。循環器科、呼吸器科、さらに眼科診察も予定されていた。多臓器が冒されているので、臓器別の診察が必要になるわけだ。大学病院とは厄介なところだと思わずにはいられなかったが、千鶴子さんは、「詳しく専門家に診てもらえるから安心ですよ」という。けれども、この病院は千鶴子さんの自宅からあまりに遠い。救急車でも一時間半はかかるだろう。救急時対応の整備は深刻な課題と思われた。

すべての科の診察は午前中にはとても終わりそうもなかった。午後に乳児健診を控えていた私は、二人にことわって先に失礼することにした。主治医に会うことはできなかったが、大病院の受診が難病患者にどのような負担をかけているかがわかっただけでも、収穫だ。

一週間後、あらためて病院に出向いた。今度は私一人で。主治医には外来診療が終わったあとの時間帯を調整しておいてもらい、主治医に聞きたいこと、確かめておきたいことは、あらかじめ千鶴子さん夫婦にも伝え、了解を得ていた。主治医は、温厚そうなベテラン男性医師だった。まず彼女の病状を詳しく教えてもらうことにした。

「強皮症は、自己免疫反応によって皮膚が象の表皮のようになってしまう疾患です。『汎発性』というのは、自己免疫反応による病変が全身の結合組織に生じるタイプのことで、全身の臓器が障害されてしまう、いわば重症型ですね。村上さんはその中でも最重症といえるでしょう。とくに心臓は心筋症様の状態に悪化していて、突然死の可能性もあります。ご本人が『発作』と言っているのは、この心臓病変からくる不整脈に由来するものでしょうね。肺線維症も徐々に進行していますが、今のところ平常時の酸素分圧は正常域にありますから、酸素吸入が必要な状態ではありません。肺性高血圧症があるので、心臓への負担のほうが問題だと私は思います」

「それでは、なかなか自宅で療養を続けるというのは難しいのではないでしょうか」

「うーん、確かに、入院適応とは言えるでしょうねえ。致命的な不整脈が起きたらどうしようもありませんから。でも、正直なところ……入院したからといって多くの改善が見込めるわけではないんです。それに、ここは大学病院ですから、長期入院は難しいので、ある程度落ち着いた時点で別の病院に移ってもらう可能性も出てきます。それで、村上さんの場合は、ご自宅でご主人にしっかり支えてもらう療養生活のほうがいいんじゃないかと、そう思って在宅を勧めたんですよ」

主治医は千鶴子さんの予後についてはかなり悲観的だが、残された時間を本人と家族がどのように過ごしたいと考えているかを重視する姿勢をもっていると、私には感じられた。この主治医の考え方に異論はなかった。こちらもそれに沿って在宅生活を支えていかねばならない。

「救急時の対応については、ご夫婦には、どんなふうにお話ししていらっしゃいますか」

「救急車の受け入れは随時可能ですよ。……それに、最期はこの病院で看取ることになるのだろうと思っています。ベッドが空いてなければ、別の病院に一時的にお願いすることもあるでしょうけど」

しかし、ちょっとした風邪や症状の変化があったときにも、毎回救急車を頼んでここまで来るのは大変だろう。様子を見てもよい状態なのか危険な徴候であるのか、本人にも夫にも判断できない。私は主治医に「地元に家庭医を持つことはどうでしょうか」と聞いてみた。

「そうですね、それはいいでしょうね」

主治医はあっさりと了解してくれ、さらさらと紹介状を書いてくれた。これで、病院と家庭医の連携態勢ができる。私は、とんとん拍子に事が運ぶと喜んだ。しかし、現実はそんなに甘いものではなかったのだが……。

後日、主治医と話した内容を伝えるため、それに緊急時の対応策も話し合えればと、夫婦のもとを訪れた。

「A大学病院がもう少し近ければいいんですけど。救急車を呼んだとしても、病院に着くまで時間がかかり過ぎませんか」

「そうね、もうちょっと近ければね。でも、私の病気をきちんと診てもらえるのはこの病院だけなんだから、とにかく何とかしてたどり着かなきゃ」

危急の際は、千鶴子さんも夫もこの病院に駆け込むこと以外は考えられないようだった。家庭医の確保については、喜んで賛成してくれた。「適切な先生を選ぶには、地域ケア会議で千鶴子さんの病気の内容をみんなに説明する必要があるんですが」と確かめると、「それは構わないですよ」と応えてくれ、さらに「みなさんがそれだけ考えてくれるなんて、ありがたいことですね」と付け加えた。

地域ケア会議とは、先輩保健師たちが地域の関係者に呼びかけて立ち上げたもので、在宅の難病患者への統合的な支援を協議するための場だった。

六月下旬に開かれた会議で、私は千鶴子さんのことを報告し、往診などに対応してくれる医師の紹介を要請した。その後医師会内の協議を経て、家庭医は千鶴子さんの家に近いB医師が適任ではないかと連絡をもらった。

会議では、夫が望んでいた酸素吸入器のことも話題にしたが、参加していた医師の意見は、「結局は心臓の問題なんだから、意味はないでしょう。呼吸困難になったときは救急病院で蘇生処置を受ける以外にないだろうなあ」というものだった。この街に隣接する地域に救命救急部門をもつ病院がある。「でも、あの救急病院で診てもらうとしたら、千鶴子さんは完全に転院しなきゃいけないだろうね。そこまでの決心が本人や家族につくかどうか」と医師たちの話し合いは続いた。私はそのとき、千鶴子さんのような比較的珍しい症例を大学病院が簡単に手放すはずはない、という憶測のもとで医師たちがこのように話していることに、まったく思い至らなかった。

家庭医をお願いすることになったB医師の診療所には、千鶴子さん、夫とともに主治医の紹介状を持って出かけた。B医師は合併症の多さに驚いたようだった。

「詳しいデータを貰ってからじゃないと、簡単に家庭医を引き受けるわけにはいかないなあ」

紹介状には、病名と、合併症と、処方薬が書いてあるだけだ。確かに、これだけでは、この人の現在の機能障害や特有の反応などわからない。主治医への詳しい情報照会は、千鶴子さん本人から依頼してもらうことにした。ところが、千鶴子さんがちょっとした心配事を相談するために何度か電話をしてみたところ、B医師はちょくちょく不在であったために、B医師の医院へ併診しようという千鶴子さんの動機は薄れてしまった。

それと同じ頃、ヘルパーさんと千鶴子さんの間にトラブルが生じた。千鶴子さんは几帳面で完全癖がある。少しの気の緩みも許せないようだった。誰でもいいというわけにはいかなそうだ。夫は人を選んでいる余裕などないのにと苛立っている様子だが、こうなると、家庭医は本人も会ったうえで選んでもらうほうがいいかもしれない。そう判断した私は、「千鶴子さんが安心して相談できる先生をゆっくり探そう」と伝えた。

千鶴子さんの主たる治療薬はステロイド剤だ。小康状態にあるときも、十五ミリグラム程度のプレドニゾロンを服用していた。その影響だろう、わずかな疲労でも風邪を引きやすく、しょっちゅう熱を出していた。早く家庭医を確保したかったが、患者の立場としては、やはり心を許せる医師に巡り会いたいだろう。時間がかかってもやむを得ない。

在宅医療の緊急時態勢が整わないうちに、千鶴子さんは大学病院に入院することになった。尿量が減少し、浮腫が著明になったからだ。腎機能が低下してきたのである。私が見舞いに訪れたときには、かなり症状は改善していたが、彼女の表情はすぐれなかった。

「主人ったら、あんまり見舞いにも来てくれないんですよ」

夫とて、彼女の療養環境を支えるためにも店の経営は疎かにはできないだろうが、千鶴子さんはやはり傍にいて欲しかったのだろう。はっきりと告知はされていなかったが、発作の頻度が増え、ますます動きにくくなっているわが身の実情から、病の進行具合を察知し、絶えず死を意識させられるようになってきたに違いない。千鶴子さんの退院後は、夫婦の精神面のサポートについて、安心感をどのように増やしていけるかについても考えていかねばならない。

❄

入院から二か月、秋風が立つ頃に千鶴子さんは退院し、一週間ほど経ったある日に、私は家を訪ねた。案に相違して、この日の千鶴子さんの表情は晴れやかであった。

「何かいいことがあったのですか」

「いいこと、というのではないんですけど。最近、聖書を読むようになったんですよ」

ある宗教団体の人が、いま頻回に訪れてくれるのだ、という。勧められて聖書を読み始め、自分の心が変われば夫も変わっていくのだと思えるようになったと、千鶴子さんは話した。私はそれまで、その宗教団体に必ずしも好ましい印象をもってはいなかったが、孤独を感じているときに傍にいてくれる人は、今の千鶴子さんにとって貴重だとも思った。

しかし、それだけで十分な安心が得られるものではない。夫への不満、さらには病状をきちんと説明してくれない主治医への不満を事あるごとに繰り返した。千鶴子さんは聖句で自分を支えようとしながらも、全身倦怠感、悪心、めまい、動悸が続き、一向に改善の兆しがないことに、苛立つ気持ちを抑えられないようだった。しかし、彼女が告知されていない限り、私に説明できることは少ない。ただ定期的に訪問し、ひたすら彼女の感情のはけ口になるしかなかった。

新しい症状も現れた。退院後から不正性器出血が続き、血中ヘモグロビンの値が減っていった。主治医からは輸血を勧められたが、輸血は彼女の宗教の教義に反することだった。医師からの提案と信仰の間で千鶴子さんの心は大きく揺れていた。私は、取るべき道を迷わせる宗教の矛盾を感じたが、信仰に関わる判断は何より慎重さが必要だ。輸血については、彼女自身が主治医と十分に協議して決めていくしかない、と思った。しかし、彼女は主治医と話し合っても、なかなか治療と信仰が両立する着地点が見つけられず、「お医者さんを替えたほうがいいのかも」と漏らすようになった。

そんな折も折、ある夜、大出血をきたし、彼女は救急車でA大学病院に緊急入院となった。入院時点でヘモグロビン値は五g/dlを切っており、血小板も五万一〇〇〇と強い貧血状態を呈していた。救命処置として輸血が施された。夫は医療者に輸血について何も言わず、彼女自身も、自分の信仰上の制約を明確に救急部門の医師に訴える余裕はなかったようだ。精査の結果、性器出血の原因は子宮内膜症と判明した。やむを得ない措置だったとはいえ、輸血を受けたことに彼女は苦い思いを抱いていた。もっともそれは、宗教上の信念からというよりも、信仰の仲間との関係の変化を危惧してのことだったろう。このときはまだ、彼女は生き延びることへの希望を強くもっていたからだ。

三か月後にようやく千鶴子さんは退院することができた。

私は、今回のことを踏まえ、異常を少しでも早く発見するために、やはり定期的に訪問看護師に来てもらったほうがよいのではないかと申し出た。同時に、地元の家庭医を決めることをあらためて勧めた。さすがに今回の提案には、彼女も首を横に振ることはなかった。

いくつかの医院候補を千鶴子さんと再検討し、一人の医師を選んだ。家から少し距離があったが、はっきりした語り方をする、開業間もない三十歳代のC医師だった。膠原病内科の勤務経験があると知れたのが、決め手になった。

千鶴子さんの病院主治医も、少し前から若い女性医師に替わっていた。私は以前と同様、地元医師への紹介状と検査結果などの情報提供を依頼した。ところが新しい主治医は当惑を隠さず、歯切れの悪い言い方で応えた。

「普通は、あんまり検査結果を別の病院やクリニックの医師にお伝えするようなことはないんですよね。まあ、何か大きな変化があれば、こちらに問い合わせていただければ、対応しますから」

私は、なんと言ったものかと思案しながら、C医師に紹介状を貰えなかったことを伝えると、「それなら私から連絡してみるから」と応じてくれ、私はようやくほっとすることができた。しかし、検査というものは、いったい誰のために、何のために行われるものなのだろう。私の胸にしこりのような思いが残ってしまった。

訪問看護師が決まった時点で、スタッフミーティングを開くことにした。この市には障害者福祉サービスとして、難病患者も活用できる訪問看護師派遣制度が先駆的に設けられていた。六五歳以上なら老人保健の制度が、十八歳以下なら重症心身障害児の制度が転用できる。しかし、その狭間の年齢層には利用できる訪問看護サービスがない自治体がほとんどだった。市役所と保健所の連携もスムーズで、千鶴子さんがこの街に暮らしていたことは幸運だった。

スタッフミーティングでは、今後急変が起こりうることを念頭におきつつ、少しでも安心できる療養環境の整備のため、役割分担を明確化した。家庭医は医療面一般の助言と病院主治医との情報交換、ホームヘルパーは家事支援、訪問看護師は日々のバイタルサインや入浴・洗髪などの清潔管理、障害者福祉係のケースワーカーは医療費面での相談、そして私はチームメンバー間の連絡調整とバックアップ役として、家族とチーム全体を見ながら対応していくこととした。これで、千鶴子さんの在宅地域ケア体制の基礎ができた。あとは近くの総合病院に出向いて、救急救命時の受け入れ態勢の準備を進めれば十分だろう。

そう思っていたが、C医師から、大学病院の主治医に情報提供を依頼しても応じてくれないという知らせが入ってきた。「処置がわからないときは、電話で相談してくれればお答えしますので」と紋切り型の回答であったというのだ。

「結局、町医者には、必要なときはこちらから指導しますよ、と言いたいんでしょうね」

C医師は憤懣の口調を隠さなかった。

私は病診連携の仲立ちをする経験が何回かあったが、この大学病院のような尊大さは初めてだった。自己決定とQOLを尊重すると言いながら、それを大学病院だけで支えられると思っているのなら、世間知らずもはなはだしいと思わずにいられなかった。けれども、千鶴子さんや夫に大学病院への不信を掻き立てるような話し方はできない。時間をかけて地域のスタッフの重要性を知ってもらうしかない。大学のそんな対応に、C医師が家庭医を降りると言わなかったのはうれしかった。大学病院のように曜日変わりではなく、何かあればいつでも相談できる医師が身近にいることの重要性を、十分承知してくれていた。面子を多少傷つけられても、患者の利益を第一に考える医師がいるということは、スタッフにとって大きな安心のよりどころになった。

しかし、こんな状態では救急の受け入れ病院へのつなぎも難しいだろうと、暗澹たる気持ちに襲われたのも事実だった。以前地元のケア会議で、ある医師がA大学病院は症例としての千鶴子さんを手放さないだろうと言ったのは本当だった。「救急対応だけなら、事前に詳細な情報がなくても大丈夫ですから」という病院主治医の声が蘇る。この当時、医学部付属病院の医師の頭は固かった。千鶴子さん自身は、初めて自分の病気を確定診断してくれたこの大学病院を信頼していた。とはいえ、多彩な症状を抱えてもおり、ほかの病院に運ばれたとき、少しでも自分のことを詳しく把握しておいてもらいたいと思うのは当たり前だ。日常の細かい不安は、気軽に相談できる地元の医師を頼りにするしかない。どんな場合でも速やかに医療を受けられる態勢を、私は作っておきたかった。生命を守る立場にあるものならば、同じように考えてくれるだろうと考えていた自分の安直さを悔いた。

千鶴子さんは身体障害者手帳をまだ申請していなかった。大学病院ではソーシャルワーカーに紹介されることもなく、得られるはずの権利から遠いところに何年もいたようだ。このような部分も大学病院の医師は疎い。手帳取得にあたって千鶴子さんはC医師の診察を受け、内部障害2級と評価された。これで医療費負担が大きく軽減された。

その後一年ほど、千鶴子さんは入院せずに済んでいた。この間、夫の店の売り上げは伸びず、閉店されることになった。それとともに転居せざるを得なくなり、住宅街にあるアパートの一階、2Kの住まいへと移った。そんなこともあって、夫婦関係は一層ぎこちないものとなっていた。千鶴子さんの病状もこの前後に不安定になったが、何とか踏ん張っていた。

この時期に不安がそれほど増強しなかったのは、宗教の仲間の存在が大きかったと認めざるを得ない。転居に際しては、信仰仲間がほとんどを手配するほどの協力ぶりだったようだ。彼らが千鶴子さんの家を訪れる回数は増えていった。お互いの絆が強くなるにつれ、千鶴子さんは体調の良い日を選んで、伝道のための各戸訪問にも参加するようにもなった。主治医には相談していないようだった。反対されることがわかっていたからだろう。

私は、これまでの経過を踏まえると、この信仰仲間が、すでに支援スタッフの重要な一員として機能している以上、千鶴子さんの病状をきちんと理解したうえで、他の在宅ケアスタッフと協調して行動してもらわなくてはならないと思った。そこで、スタッフミーティングを呼びかけることにした。

ミーティングでは、最初に「千鶴子さんがいま伝道活動をしていることについて、みなさんがどのように考えているかを確認しておきたいんですが」と問いかけた。家庭医は「屋外を何時間か歩き回って、大勢の人と会うわけでしょ。疲れもするだろうし、何より感染が怖いね」という意見だった。訪問看護師と私も、同様に過労と感染への危惧を語った。しかし、それだけを理由に、本人が望む伝道活動をストップさせることもできないと感じていた。ケースワーカーとホームヘルパーは伝道活動を問題視してはいなかった。議論を続けるなかで「彼女の意思を尊重することが第一だからね」と皆が繰り返すようになり、「ハラハラしながらでも見守るしかないでしょう。でも、マスクはしてもらったほうがいいですね」という結論になった。

次に、信仰仲間のリーダーであるDさんについて「スタッフミーティングにも参画してもらってはどうかと思うのですが」と意見を求めた。訪問看護師は「プライバシー保護も必要ですからね」と慎重派だった。家庭医、ケースワーカーは「前もって、情報を漏らさないと確約してもらえば大丈夫じゃないかな」と、ホームヘルパーは「公務員じゃないし、国家資格もないというのは、私も同じなので」という意見だった。結局、千鶴子さん本人の了解を得たうえでなら、参加してもらってよいのではないかということに意見が落ち着いた。その翌日、私は千鶴子さんに事情を話すと、彼女は大賛成で、Dさんにスタッフミーティングに加わってもらうことになった。

結論から言えば、この試みは正解だった。Dさんは、自分の立場をよくわきまえてくれ、看護師や保健師の助言を得ながら、彼女の病状に悪影響を極力きたさぬ範囲で、何か伝道活動ができないか考えてみたいと応じてくれた。その後、Dさんからは、彼女への対応に迷うことがあればすぐに私や家庭医に連絡が入ることになった。それどころか、他の患者の相談ももってくるようになった。病者や弱者にとことん親身になるのは、実のところ、このような信仰集団だけかもしれない。「どうせ人の弱みに付け込むのが彼らのやり方だ」と批判することは簡単だが、文字通り骨身を削って動いてくれるこれらの人々を支援スタッフの輪に迎えたことで、ずいぶん助けてもらえると痛感させられた。

❄

ある日、Dさんから、彼女が悩んでいるようだとの知らせを受けた。Dさんは詳しい言及を避けたが、私は、また夫婦関係が悪化したのだろうくらいの予想をもって、夕方近くに千鶴子さんの家を訪れた。「何か気がかりなことがありそうですが」と切り出した私に千鶴子さんが話した中身は、予想外のものだった。

「実は、両親があんまり勧めるもので、漢方の診療所に行ったんですよ。はじめはあまり気乗りしなかったんだけど、すごく評判のよい先生だからって、母が強く言うものですから」

漢方医は千鶴子さんの手を取って、「あなたの病気を五年以内に治してあげます」と確信に満ちた態度で断言してくれたという。

「そんなにはっきり言われたことは一度もなかったし、誠実そうな先生で、何だかほんとうに治してくれそうな気がしてきたんです。それに、漢方を飲むようになって、ほんとうに疲れやすさも減って、病院にも何度か一人で行けたんですよ」

その日以来、定期的にその診療所に通い、大学病院から処方された薬はステロイド剤以外は全部やめ、漢方薬に替えてしまった。「いずれステロイドも中止していきましょう」と漢方の先生は言っている、という。

「病院の先生やC先生はもちろんですけど、宮本さんや訪問看護のEさんにも内緒にしていたんで、ずっと心苦しくて。Dさんに相談したら、本当のことを言ったほうがいいんじゃないのって諭されちゃって。でもやっぱり、病院の先生に話すのはちょっと……。打ち明けたら、それならそちらに移ってくださいって言われそうで」

千鶴子さんは、そう付け加えた。

大学病院に対する千鶴子さんの信頼は絶大なものと思っていただけに、この話は私には意外だった。あらためて、難病患者の医療に対する両価的な思いを知らされた。けれども、現代医学がまだ解明していない、治療法が用意されていない疾病領域は数多《あまた》ある。患者が藁にもすがる思いで他の救済策を求めたとしても、誰がそれを責めることなどできよう。千鶴子さんにとっては信仰も、漢方も、生き続けるためのかけがえのない糧なのだ。しかし、それが本当に彼女の利益となっているかどうかは、見極めなければならない。世の中には、こうした弱者の足元を見て利益を得ようとする人だって少なくないのだ。

漢方医が、まだステロイド剤を中断させていなかったことは救いだった。しかし、子宮内膜症の治療薬である男性ホルモン剤をやめさせていることは気がかりだった。漢方医には、千鶴子さん自身が語り得た情報しかないはずだ。いずれにしても、千鶴子さんはすべての情報を、病院にも漢方医にも伝えていないことになる。これでは、何か起こったときにも、どちらも責任がもてない。私は、速やかな介入が必要だと判断した。

「千鶴子さん、もう一度、千鶴子さん自身がどうしたいのか、ゆっくり教えてくれませんか」

「どうしても、どちらか一つだけにしなければいけないんでしょうか」

そう言って下を向き、漢方治療を主にしていきたいが、大学病院ともつながっていたいと応えた。

「でしたら私に、漢方の先生がどこまで責任をもつつもりでいらっしゃるのか、確かめさせてもらえませんか」

その漢方医は、どのように彼女の疾病を診立てているのか。患者の希望を大事にするといっても、どこまで確固とした治療方針がそこにあるのか。聞きたいことは山ほどある。

夫にも、この事態をどう考えているか確認した。費用はどのくらいかかる見込みなのか。千鶴子さんの両親は必死で、漢方診療所に連れて行くのを抑えられなかったと説明した。夫は、もともと快くは思っていなかったが、何度か通ううちに千鶴子さん自身もすっかり漢方医の意見に同調するようになり、自分の言うことなどは耳に入らないので、誰かに止めてもらうしかないと思っていた、という。

私は、千鶴子さんの漢方診療所への受診に同行することにし、事前にスタッフミーティングを開いた。訪問看護師と私は、漢方をやめて大学病院のオーソドックスな治療に戻させたほうがよいという意見だったが、ワーカーとヘルパーは、生死に直結するようなマイナスさえないのなら、千鶴子さんの望みどおり大学病院のこれまでの治療を受けながら漢方治療も併用できるようにさせてあげたい、という意見だった。医療スタッフは、どうしても自分の習った医学知識を優先しがちだ。多少の矛盾があったとしても、人としての願いをそのまま受け入れたいと考える他のスタッフと協働できることを、私はありがたいと思った。治療に関する軌道調整は、私が主となって進めることになった。

初夏の眩しい陽射しのなか、私は千鶴子さんに同行して漢方診療所に向かった。何駅も通り過ぎ、降りた駅からさらにバスに乗り、バス停から二十分ほども歩く。ずいぶん遠い。彼女はこれまで一人でここまで通い続けたという。大変な気力だ。

診療所はこぢんまりした建物で、普通の内科診療所と変わらない外見だった。千鶴子さんと一緒に診察室に入った。五十歳前後の精悍な感じの医師であった。週に一度、一般病院で西洋医学の診療もしているとのことだった。千鶴子さんの診察が一通り終わったあと、自己紹介し、保健師として気がかりなことを率直に伝えた。

「病院とこちらで情報交換はされていないんですよね。そのような形での重複診療というのは、いかがなものでしょうか。それに、救急時もこちらで対応してもらえるのでしょうか。A大学病院は、千鶴子さんのご病気は重篤なものなので最期まで責任をもって診ると明言しておられるのですが、先生は最期まで責任をもとうとお考えなのでしょうか」

千鶴子さんの目の前であったが、私はあえてこうした不躾な聞き方をした。医師の真剣さを彼女に計ってもらいたかったからである。

「大学病院には内緒でうちに来ていたんですね。それは知りませんでした。情報交換はしたいところですが、病院のほうが情報を出さないでしょう。救急対応については、ここはそのような機能はないので……。私が診療をもっている病院にお願いすることになるでしょうね。まあ、そういう形でなら責任を果たすことはできます」

私は、A大学病院の主治医と調整してみたいので、先生の診立てと漢方処方の内容を書いてもらえないかと依頼した。漢方医はそれに快く応じてくれた。千鶴子さんには、漢方診療所の限界を了解してもらえたようだった。

千鶴子さんに、その日の診察で漢方医が答えてくれたことを踏まえて、治療をどのように進めたいか、もう一度よく考えてみるように伝えた。夫には、夫婦で相談したうえで、千鶴子さんの両親を交えた話し合いの場をもつことを勧めた。その話し合いはこんな結論になった。緊急入院するような場合を考えると、大学病院との関係を切ることはできない。多少の曲折はあったが、大学病院の主治医は自分の信仰上の方針を極力尊重すると約束してくれた。しかし漢方治療も続けたい。漢方薬を服用するようになってから、本当に身体が楽になったのだから。

私は彼女に言った。

「それだったら、やっぱり主治医に正直に言うしかないと思いますよ。内緒で服薬を替えてしまったことは謝って、千鶴子さんの希望を率直に伝えてみたらどうでしょうか。もし、面と向かって言う自信がないようでしたら、手紙を書いてもいいんじゃないでしょうか。そのときは漢方の先生が書いてくれた処方箋を同封するのを忘れないでくださいね」

千鶴子さんの手紙が病院に着いたと思われる頃を見計らって、私は主治医に面会を申し込んだ。彼女の手紙をフォローするためである。

「知らせてくれてよかったわ」

主治医は以前と同じ若い女性医師だった。男性ホルモン剤を処方しているのに、ヘモグロビン値も血小板数も減少し続けているので、何かおかしいと思っていた、という。

「私も、漢方や民間療法に頼りたい患者さんの気持ちを否定することはできない、と思ってます。私たちの治療さえ受けていれば必ず良くなるって種類の病気でもありませんし……。村上さんに処方されている漢方の中身を調べますから、こちらの投薬と相性が悪くなければ、併用しても構わないでしょう。もちろん、基本的にはこちらの治療方針に従っていただくことが前提ですけれど」

これまでの経緯から、多少身構えていた私は、ものわかりのよい今回の主治医の態度に、ほっと胸をなでおろした。

「漢方の先生にも、病気の経過や現在の症状については情報交換しましょう。でも、あのままホルモン剤を中止してたら、内膜症がまた悪くなって大出血を起こすところでしたよ」

次の受診日、千鶴子さんは処方されている漢方薬を病院に持参した。成分を調べた結果、病院の治療薬に拮抗する作用をもつ薬はなく、彼女の望みどおり、両者併用の治療が受けられることになった。

彼女の打ち明け話から、二か月が経っていた。

⁂

その後も千鶴子さんの身体にはいろいろな変化が起こった。甲状腺機能が亢進し、その治療も必要になった。血圧が上昇し眼底出血が生じた。夫のほうは、コンビニのあとの仕事がうまくいかず、とうとう千鶴子さんの信仰仲間の店で働くようになった。

千鶴子さんはＡＤＬが低下するにつれ、思うように身体が動かせず、不安も募る日々に苛立ち、ホームヘルパーや夫の対応に我慢できなくなってきた。彼女の意に添える人は限られ、信仰仲間に依存する度合いは増えていった。家賃を抑え、障害を抱えた身体でも暮らしやすいよう、公営の障害者向けのバリアフリー住宅に移ることになったが、その際にも信仰仲間が活躍してくれた。夫は妻の信仰仲間の世話になっていることを心苦しく思っているようであったが、背に腹はかえられない。信仰仲間の手助けなしに、千鶴子さんの在宅ケアは維持できなくなっていた。

いつものように家を訪問したある日、千鶴子さんはこれまでになくしんみりと、自分の来し方を振り返った。

「生まれたときから身体が弱くてね、病気の連続だった。実はね、今の夫と一緒になる前に一度結婚してるの。子どもも一人産んでいて、女の子よ。でも、その家庭を私は捨てた。あの子も、もう高校を卒業する歳。本当に済まないことをしたなって思うけど、子どものほうは母親に見捨てられたんだから、絶対に許してはくれないでしょうね」

そこまで語り、千鶴子さんは唇を噛んで嗚咽した。千鶴子さんが信仰に入らざるを得なかったもう一つの理由を、私はようやく知らされた思いがした。千鶴子さんは「私は業の深い人間なのよ」と繰り返した。私は彼女に返す言葉を自分のなかに見つけられず、黙って聞いていた。

いつの間にか、出会いから四年目の春を迎えていた。余命一年といわれていた千鶴子さんは大いにがんばっていたが、あちこちのきしみが重なり合い、抜き差しならぬ状況を迎えていた。大して動いたわけでもないのに、高熱を出し、呼吸困難に陥ってまた緊急入院となった。今回は大学病院に空床がなく、自宅から遠い公立病院を紹介され入院した。そこには、膠原病内科の専門外来もあったので心配はないだろうと思った。

入院後しばらくして、病室を見舞った。彼女の表情は浮かなかった。この病院でのステロイド剤の処方の仕方に不満を抱いていたのだ。入院直後に今までにない大量のステロイド剤が投与され、減量の仕方も異なるらしい。

「これまでは必ず一ミリグラムずつ減ってたでしょう？　でも、今度は一気に減らされてしまうのよ。不安だわ。早くA大学に戻りたいって頼んでも、ぜんぜん聞いてくれないし」

薬物療法は多少異なっていても、落ち着けば患者の希望に沿って元の病院に転院させてもらえるものだと私は思っていた。だから、あまり迷いもせず、その病院の主治医に彼女の希望を伝えてみた。しかし、私はまた医師の面子を傷つけたようだった。

「村上さんは、軽快するまでこの病院できちんと面倒をみます。A大学病院の先生からも、今回の入院に関しては良くなるまでこちらにお任せしたいと最初に伝えられていますので。確かに治療方法はこれまでと少し違っていると思いますが、村上さんの病状を考えると、ステロイドパルス療法のほうが有効性は高いとされてますし、副作用も抑えられるんです。そのことは患者さんとご家族に、最初にきちんと説明してあるんですけどねえ」

私は、医師としての自負心と責任感を見せつけられる思いをしたが、一方でやはりこの医師にしても、珍しい症例を手がけたいという欲望がないわけではないだろうと勘ぐってしまった。もちろん、医療面でのもっともな理由もあるのだろうが、難しい疾患だからこそ、元の病院に戻りたいという患者の意向はもっときちんと扱われるべきではないかとも思った。結局、千鶴子さんは四か月の入院を強いられることになった。

退院後三か月ほど自宅で過ごしたが、また呼吸困難となり、今度はA大学病院に入院した。目や骨にも病変が進行していた。私は入院時の姿を目の当たりにして、これが最期だろうかと一瞬思った。しかし、五か月後に退院し、その後半年以上自宅での生活を続けた。

夫は胃潰瘍を患い、抑うつ的にもなっていた。自ら精神科クリニックにも受診したが、千鶴子さんとの心の溝は大きくなっているようだった。看病に疲れきっていたのだろう。私がこの家族に関与し始めた頃は、夫も気を張って自宅介護に専心していたが、最近では夫の出番も少なくなっていた。離婚話はずいぶん以前から見え隠れしていたが、私には双方とも本気には思えなかった。千鶴子さんと信仰仲間の絆が強くなりすぎ、その関係が日常生活に入り込んできていることに、夫は疎外感を募らせていたということもあろう。しかし、妻の介護に大きな助けを得ているうえに、仕事まで斡旋してもらっている状態では、彼らに不満など表しようがない。夫に強い葛藤やストレスが重なっているのは容易に想像できることだった。

家事がまったくできなくなった千鶴子さんの状態にあわせ、信仰仲間はローテーションを組んで毎日家事援助に入るようになった。

ところがそのうちの一人が、アルコール問題を抱えている主婦だった。実は、この主婦の夫から私は、妻のアルコール問題の相談を保健所で受けていた。ところが、夫のほうにも同じ問題があり、その悩みのために妻は信仰に入っていたのだ。つまり夫婦双方にアルコール依存の問題があったわけだが、二人とも自分の問題は否認し、相手を何とかしたいと思っていたのである。こうした宗教集団に、家庭に何らかの健康上の悩みを抱えている人が多く集まることは珍しいことではない。

千鶴子さんはその主婦のケアを受けながら、同時にその主婦の悩みを聞いてあげていた。主婦は、性格的に未熟な面を抱えていた。私は、千鶴子さんがその夫婦の葛藤関係に巻き込まれはしまいかと危惧していた。だが、案の定、親密になるにつれ、主婦は千鶴子さんに夜昼なく電話し、挙句の果てに、二日酔いの酒臭を残したまま手伝いに来るようなこともあった。先手を打ってその主婦を外してもらうようにDさんに手を回すこともできないわけではなかったが、私にとってその主婦もクライアントの一人であった。千鶴子さんから苦情が出てから対応するしかないと様子を見ていた。

ある日、Dさんから、千鶴子さんがその主婦の電話攻勢にどう対応したものか困っていると信仰仲間に相談をもちかけたという話を聞き、私はいよいよ千鶴子さんにきちんと話をするタイミングが来たと思った。

「私は保健師として、彼女には当たり前の大人として接することが、何より必要だと思うんです。夜遅くの電話は迷惑なのだから、迷惑だとはっきり言うことがとても大切だし、お酒を飲んで来ることは彼女にとって大きな問題なのだから、そのときは帰ってもらうほうがいいんですよ」

本来ならば、家族と同様の立場にある信仰仲間たちにも、アルコール問題に関する教育プログラムに類する知識や対処の方法を提供すべきであったと思う。しかし、アルコール問題の対応にこうした素人が関与することを、私は快く思っていなかった。変数が増えれば増えるだけややこしくなるからだ。信仰仲間にも「アルコール問題は、できるだけその人自身に対処させること、周囲が代理行為をしないことが必要なので、主婦の問題の解決を手助けしないほうがよい」とは助言していたが、場当たり的に注意していただけなので、折角の善意を拒否された気持ちを抱いていたことだろう。

ほとんど寝たきりの状態になっていた千鶴子さんだったが、自分のことよりも、周囲の住人に気持ちを寄せるようになっていた。同じアパートの若い母親と乳児のことを気にとめ、夜間の乳児の泣き方が気になると相談してくれた。千鶴子さんの指摘が契機となって、乳児健診のときに保健師が念入りに母の話を聞いた結果、虐待が疑われるハイリスク家族として多方面からフォローされるようになった。

また、私が千鶴子さんの家を訪れるときに訪問コースに組み込んでいた二、三軒先の家族のこともよく知っていて、その家の主婦が過剰に几帳面な振舞いを見せていると教えてくれた。

「ここで寝ていると、毎日午前十時ぴったりに布団を干す音が聞こえて、午後二時ちょうどに取り入れるのよ。ほんとにぴったり同じ時間で、その正確さは驚異的よ。そしてね、布団をばしばし叩くんだけど、その音がその人のやりきれなさを表しているように聞こえてね。なんだか悲鳴のようで、聞き流せないのよ」

千鶴子さんはそう言った。

この主婦は、傍目にはごく当たり前の母だった。娘は統合失調症をもっていて、そのため訪問していたのだが、その娘も母を慕っていた。言葉遣いも振舞いにも、取り立てておかしなところは感じさせなかった。しかし、私もずっと、この家を訪れるたびに感じる重苦しい雰囲気が気になっていた。娘は、母が居間でしばしば頭を抱え、ため息をついている姿を目撃し、自分のせいに違いないと心を傷めていた。母は自分の心のうちを私に明かすことはなかったが、その頃、母としての自信を失い、抑うつ的になっていた。その娘の妹も、摂食障害という問題を抱えるようになっていたのだ。私は、千鶴子さんの感度のよさに脱帽した。

動けなくなった千鶴子さんは、こうして訪問した信仰仲間に、そして私たちケアスタッフに、一日ベッドの上に聞こえてきたこと、周囲への気遣いを語ってくれた。

千鶴子さんと知り合ってから六年目の春、もう数えきれないほど入退院を繰り返していたA大学病院の南向きの一室で、とうとう彼女は醒めぬ眠りについた。最期の入院では、千鶴子さんも私たちも覚悟を決めていた。半年ほど前から、流動食もなかなかのどを通らないようになっていた。ひどく痩せ衰え、努力呼吸が目立つようになっていた。傾眠がちとなり、主治医からその日の近いことが家族に告げられると、信仰仲間は泊りがけで病床に付き添った。信仰仲間による聖書の朗読と賛美歌に包まれ、千鶴子さんは静かに昇天した。私の心に、大きなものが喪われたという感覚は生じたが、驚くほど悲しみは湧いてこなかった。幸せな最期のときを迎えられたであろうことに何の疑念も抱かなかった。

葬儀は信仰仲間の集会所で慎ましく執り行われた。

「千鶴子は、ずっと病気に苦しんできましたが、幸せなときはあったのでしょうか」

夫はそう言って唇を噛んだ。しかし、その表情に無念さは窺われなかった。夫の涙も、信仰仲間や在宅ケアスタッフの涙も、「やれることはやった」という思いを遺してくれた千鶴子さんに対する、感謝の気持ちからあふれたものだった。

＊

あと一、二年の生命と宣告されていた千鶴子さんの闘病の年月は、この街で、五年を数えた。私が最初に整えようとした緊密な病診連携は、結局のところ機能するには至らなかった。身近な医療機関を統合させた緊急態勢を構築することも叶わなかった。しかし、先端医療を標榜する大学病院をバックにしていたとはいえ、彼女の日々の生活を支えたのは、地域のケアスタッフであり、途中からは信仰仲間も重要な役割を担ってくれた。千鶴子さんの心身を支えた主力は、多くの、名もない市井の人たちであったと思うのは、私の傲慢であろうか。

千鶴子さん家族への援助を通して、重い疾患をもった人を地域で支えるシステムが構築されていなかった当時、私は多くの限界に直面させられた。しかし、より確かに学ぶことができたのは、地域社会の可能性、この街にはこれほど多くの援助資源が眠っていることを知りえたという手応えだった。保健師になったその年に千鶴子さんに出会い、そしてそれぞれに役割を担ってくれたケアスタッフとふれあうことができた体験は、それからひと時も私の心を去ることはなく、活力を与え続けてくれたのである。

第11話

一九八×年　五月

《精神障害者の退院促進》と《家の事情》

「権太郎です！　よろしくお願いします！」

　権太郎さんは、まるで小学生が新しく赴任してきた若い担任教師に挨拶するように、二階の事務所に入って来るなり大きな声で挨拶した。中背だが頑丈な体つきは、かつてプロレスをしていたという前任保健師からの申し送りを見事に裏づけていた。

「富田さんの後任の宮本です。こちらこそ、よろしく！」

　そう返すと、権太郎さんは人懐こそうな笑顔を浮かべ、体を近づけて握手を求めてきた。権太郎さんが思ったより心を通わせられそうな人であることに、新人保健師の私は安堵した。

　五年前の春、権太郎さんは近所で包丁を振り回し、その街から少し離れた大きな精神科病院に入院した。権太郎さんの母と近所の人から通報があり、富田保健師が駆けつけた。富田さんは、派出所の巡査と一緒に懸命に権太郎さんを宥《なだ》め、権太郎さんは最後には富田さんに手をとられて病院に行くことに同意した。巡査は父親のように権太郎さんを諭し、富田さんは「外国のスパイに命を狙われている」と訴える権太郎さんの追いつめられた気持ちを受け止めながら、「スパイの追跡から身をかわすために、しばらく病院に保護してもらおう」と提案したのである。

それでも診察場面ではかなり抵抗したらしい。誰でも、自由の奪われた空間に閉じ込められるのは嫌なものだ。権太郎さんは自分が心の病気を患っているなどとは、露ほども思っていない。ひと悶着の末、権太郎さんは措置入院という形で強制的に入院させられる結果となった。それでも入院生活は彼の安全を確保する場所となり、権太郎さんは巡査と保健師に恩義を感じてくれた。外泊が許可されるようになると、権太郎さんは病院から自宅に戻る途上、保健所に顔を見せに来るようになった。

権太郎さんは、母と弟二人と同居していた。弟は二人とも身体障害と知的障害を合併した重複障害者であったが、彼らに関しては市役所の障害者福祉係のケースワーカーが母の相談に乗っているので、とくに役割はないと富田保健師から申し送られていた。実のところ、新米の私は、包丁を振りかざすような元プロレス選手の権太郎さんに恐怖心を見せずに相対することに精一杯で、他の家族のことなど顧みる余裕もなかった。

権太郎さんの月に一度の律儀な挨拶訪問は一年ほど続いた。私は、富田保健師の働きの恩恵を受けて、権太郎さんからの信頼を労なく得られていたが、家族から相談がないのをよいことに、権太郎さんとの関係づくりだけに腐心していた。そんな翌年春の終わり頃、権太郎さんの母から突然電話がかかってきた。

「権太郎の主治医から電話がかかってきて、もうすぐ退院なので病院に一度来るように、と言うんです。でも、ほかの子の世話で私はもう手一杯なんです。このうえ権太郎の世話なんてできません。病院に行くにも、そう簡単に家を空けられませんし。何とか権太郎には入院していてもらいたいんですが、どうすればいいのでしょうか」

母の芳江さんは、ガラガラとした低い声ながらしっかりした口調で、そう訴えた。大変な事情もわからなくはないが、回復した患者の受け入れ拒否をそのまま肯定するわけにはいかない。

「権太郎さんも十分安定しているようですし、入院期間も長くなったので、主治医はお母さんと相談しながら退院準備をしようと思っていらっしゃるのでしょう」

「私が言いたいことは、この家の状態を見ればわかっていただけると思います。今まで挨拶もせず失礼をしてきましたが、どうか一度家に来てはもらえませんでしょうか」

芳江さんは、泣きそうな声で続けた。こちらから連絡をすべきところ、このように言わせてしまったことを反省しながら、私は近日中に訪問することを約束した。

初夏の午後、自転車に乗って駅方面に向かった。駅に近い長屋の一角に、権太郎さん一家は住んでいた。大通りから少し奥まった長屋の真ん中の平屋である。狭い道を挟んで、同じような長屋が向かい側にも並んでいる。声をかけて、家の引き戸を開けると、いきなり暗闇が広がっていた。同時に異臭が鼻につく。目が慣れると二畳ほどの土間であった。まもなく小柄な女性が出てきた。

「犬がいるんです。散歩にも連れていけなくて……」

彼女は言い訳のように説明した。それが芳江さんだということは、その声でわかった。背丈は、せいぜい一四〇センチくらい。権太郎さんの風貌から掛け離れた小柄で華奢な人であることに少し驚きながら土間を見回すと、なるほど隅のほうに元の毛色が何色かわからないぐらいに黒くすすけた老犬が蹲《うずくま》っている。

「ムクっていうんです。権太郎が可愛がっているんで、こうしておいてますけど、犬の世話なんてできませんから、散歩は権太郎の外泊のときだけで、ほんとに可哀想……」

そう言いながら上げてくれた土間続きの部屋は六畳ほど。その隣の四畳間と、台所、トイレ、小さな風呂がこの家のすべてだった。暑い季節に近づこうというのに、コタツが部屋の真ん中に置かれたままである。その周りには敷きっぱなしの布団、着散らかした衣類が一杯で雑然としていた。かろうじて座る場所を見つけて脚を折る。

実は、この間、時間が静かに流れていたわけではない。家に入るなり、タンバリンや太鼓の音が不調和に鳴り、コントロールの外れた嬌声が響き渡っていた。権太郎さんの二人の弟が、私を歓迎してくれたのである。しかし、それは騒々しく、両隣や向かいの家に気兼ねせずにはいられない音声だった。芳江さんは、きつい声で静かにするように叱責したが、二人は余計に嬌声をあげるだけだった。二人とも、外見は三十歳を超えているようだったが、身体は痩せて小さかった。表情からも、手足の動かし方からも、脳性麻痺であることは明らかだった。私は保健師になる前に、こうした障害をもつ子どもたちをケアする仕事をしていたので、二人が珍しい来客にはしゃいでいるのだということはよくわかった。

「楽しいね。上手ですね」

そう声をかけ、その演奏をしばし聞き、そして拍手をすると二人は満足したようだった。二人の言葉遣いや仕草から、IQはかなり低いであろうこと、手先の巧緻性が低く不随意運動が絶えないことから、ADLも低いであろうことを察した。六十二歳にしては老けて見える芳江さんが、この二人を介護することは相当な負担であろう。私はそんなことを考えながら、芳江さんの話を聞く態勢を整えていった。

弟二人は毎日、母に連れられて電車で三駅離れた生活実習所に通っている。芳江さんは二人を実習所に届けたあと、いったん自宅に引き返し、家事を済ませ、また二人を迎えに行くという慌しい日々をおくっていた。年老いた母が、幼子のように振舞う障害者二人を連れて街を歩き、電車に乗る。その光景を思い浮かべるだけで、私にはやりきれない思いが湧いてきた。二人は実習所での出来事に影響されて、ときには興奮したまま帰ってくることもあるだろう。しかしこの母は、彼らを宥《なだ》めるゆとりもなく、かえって煽《あお》るような反応をするようだ。この家の毎日は嵐の様相であるに違いない。確認すると、二人は、愛の手帳一度、身体障害者手帳三級の判定を受けていた。

「お母さん、介護が大変ですね。施設に預けたいと思ったことはないのですか？」

「とんでもない。この子たちは、私の生きがいなんです」

そのきっぱりとした口調から、芳江さんは二人を実習所に連れて行くことを、欠くことのできない大切な役割だと信じていることが伝わってきた。

芳江さんは、権太郎が外泊してくると、うるさくする弟たちに暴力を振るうので困る、権太郎がいるだけで二人の具合は悪くなると強調した。障害をもつ弟たちを、権太郎さんの退院を拒否する口実にする底意もあるらしい。とは言え、健気な母であることに違いはない。芳江さんが、労多くとも、この二人の介護にしがみつかねばならない抜き差しならぬ理由を、私は想像できた。二人が家にいることで支給される何種かの福祉手当が、この家族の家計を支えているのだろう。

「権太郎はね、最初の夫との間にできた子どもなんですけど、私が二十歳のときですよ。その頃はまだ戦争中で、夫はすぐ徴兵されて南方で戦死しました。戦争が終わって再婚して、結婚していまA県にいる娘とこの子たちを産んだんです。夫はタクシー運転手でね。やさしい人でしたけど、身体が弱くて、生活は結構たいへんでした。権太郎は子どもの頃から乱暴で、喧嘩ばっかりして。プロレスラーになったのはちょうどよかったんですが、二十歳の頃に病気になっちゃって」

権太郎さんは、現在の入院の前にも二回、措置入院をしていた。家族はみな、屈強な権太郎さんの暴力に悩まされていたようだ。妹など、椅子で全身を殴られたこともあり、早くから家を出て、こちらに顔を見せようともしないという。権太郎さんは、退院するとすぐに薬を服用しなくなり、症状がぶり返すのが常で、近所にも散々迷惑をかけてきた。外泊はその場限りのことだから受け入れているが、退院して一緒に暮らすのは怖い、ということだった。

芳江さんの話にさほど誇張はなさそうだ。権太郎さんにとっても、この家族環境は再発・再燃要因を抱えすぎている。しかも、権太郎さんには病識がない。薬を服用していても、慢性化した被害妄想は消えない。再び怠薬することも予想される。母には、彼の治療継続に協力する余裕はない。私は、客観的にみても、この家族は権太郎さんの退院後の受け皿とするには力が弱いと判断した。そして、権太郎さんの主治医に家庭の状況と保健師の意見を伝えると約束し、帰路についた。

翌日、早速主治医に連絡をとった。

その医師は、保健師からの電話を訝《いぶか》しく思ったようだった。しかし、医師とのやり取りの機微を知らなかった私は、訪問時の状況を電話で事細かに伝えようとし、不遜にも「退院は妥当ではありません」などと言ってしまった。

「退院については主治医である私が決めることでしょう。そんなに大変なら、まずお母さんが出向いて説明するべきではないですか。お母さんには、今後のことを相談したいから面会に来てくださいと、何度も連絡しているんですよ。私はご家族のほうの誠意を疑ってしまいますね」

取りつく島もない言い方だった。たぶん私のほうも礼節を欠いていたのだろう。母と一緒に病院まで行くためのアポイントを取ることで、この日は収めるべきだった。主治医と意見交換するために私がとった手続きは間違っていた、と認めざるを得なかった。私は、芳江さんにとって病院に行くのは簡単なことではないのだけど、と思いつつ、「わかりました。お母さんに面会に行くように勧めてみます」と言って電話を切った。

芳江さんには、仕方なく「一度先生のところに出向いてお宅の事情をじかに伝える必要があるようですね。弟さんたちは、少し時間を延長して預かってくれないか、生活実習所に依頼してみたらいかがでしょう」と伝えた。芳江さんは数日後、一人で主治医に会いに行き、家の状況を伝えた。主治医は、芳江さんの言い分をひとまず聞き届けてくれたようだった。

それで安心したのも束の間、困ったことになってきた。すでに主治医から退院話を聞かされていた権太郎さんが、その頓挫に疑問をもち、退院予定が延ばされたのはスパイの陰謀のせいだと言い出したのである。そして、権太郎さんは、なんと私に退院への協力を求めてきた。彼は、当の私が退院を阻止したことなど、疑ってもいない。心苦しさを覚えながらも、私は「主治医があらためて許可するのを待つしかないでしょう」と言い含めては、その場を凌ぐことになった。

⁂

芳江さんは、春先から少し足がもつれると感じていた。夏頃には弟たちの送迎がつらくなり、秋口には、ちょっとしたことで転ぶようになり、コップを持つ手にも力が入らなくなった。小さな体が一層縮こまり、もともと深く刻み込まれていた顔の皺がさらに深くなっていた。週に何度かは生活実習所を休ませるようになり、弟たちは欲求不満を募らせ、家の中からますます落ち着きが失われていった。

私は弟たちを担当していた障害者福祉係のケースワーカーの足立さんに様子を伝え、弟たちの送迎に対応できるサービスはないかと相談した。このケースワーカーは、物静かで人情味のある人だった。彼は制度の枠を超えてヘルパー派遣を手配してくれた。芳江さんは、あるいは神経疾患の可能性もあるので、私が受診を働きかけていくことにした。しかし、遠くにいる娘に、なぜか芳江さんは連絡したがらなかった。余計な心配をかけたくないと言うのだ。私はそれ以上詮索せず、代わりに私が同行すれば済むと考えていた。

神経疾患の専門病院へ電車で行くには、三路線を乗り継がねばならない。芳江さんは足をもつれさせ、歩行は杖に頼っている。階段の昇降はとても無理だった。弟たち用の福祉タクシー券を使い、一時間ほどかけて病院に行くしかなかった。私の家はその病院の近くにあった。そのため診察の日には、私は自宅を朝六時頃に出て自転車で病院に行き、芳江さんの診察券を受付の箱に入れて、最寄りの駅から電車で出勤し、机の上を整理してすぐに芳江さん宅に向かい、タクシーを呼んで一緒に病院に行く、ということを繰り返した。芳江さんが朝一番の診察が受けられるようにしたかったからだ。少し遅れると、待ち時間が長くなり、芳江さんには過度の負担になってしまう。

朝一番の診察を受けることはできたが、それでも受診を終えて帰ってくるのはお昼を過ぎていた。四回ほどこのようにして受診した晩秋のある日、いつものように芳江さんと一緒に診察室に入ると、医師はいきなり病名を伝えた。

「諸検査を総合すると、筋萎縮性側索硬化症と診断されます」

芳江さんはキョトンとしていた。私は、一瞬息を飲んだ。医師はその後、芳江さんにではなく、私に向かって話しだした。もちろん保健師として付き添っていると了解してのことであるが、三十歳にもなっていないであろうその医師は、難しい病気と確定されたことを残念がるふうでもなく、淡々と説明した。

「今後のことは、地域ケアにお任せします。レスピレーターをつけてもあまり意味はないでしょうから、病院でできることはとくにないということになります。長男さんや弟さんたちをどうするかなどはあるでしょうが、これは地域で対処してもらう問題ですし」

私は心の動揺を抑えることで精一杯で、反論も何もできなかった。このような告知の場の理不尽さにも思い至らなかった。医師は端《はな》から芳江さんの理解力をたのみにしていなかった。芳江さん本人に説明することはなく、まして芳江さんの意思を聞くことなどありえなかった。この医師が、この家族にはかかわりたくない、ややこしい問題に時間を取られたくないと思っていることだけは、はっきりと伝わってきた。

あのとき私は、なぜ湧き上がる怒りを医師にぶつけなかったのだろう。私は、《選別》というものを確かに感じ取っていた。芳江さんの家族状況を頭でわかっていながら、その大変さを感じようとしないこの若い医師の非情さに腹を立てていた。

――地域ケアにお任せしますだって？　冗談じゃない。地域で何ができるというのだ。

そんな言葉が頭の中をグルグル廻っていた。だがそれらの生の感情を抑えて、私の背にかかる責任の重さに何とか耐えようとする意思が優っていた。私は、おそらく無意識に芳江さんの娘の役割をとっていたのだろう。

「わかりました。ご本人ともよくお話しして、どう暮らしていくか地域で模索していきたいと思います」

私はそう言って、芳江さんを促して診察室を辞した。

芳江さんは不安で一杯のようだった。芳江さんの目は「一体どうなっているのですか」と聞いている。待合室で一息つくと、私は芳江さんに病気の説明を始めた。芳江さんの病気は、だんだん手足の力がなくなっていくもので、今のところ治せる薬がない。病院に入院しても治療方法はないので、先生はこちらでできることはないとおっしゃった。地域でいろいろな人の力を借りながら、不便なことを補って暮らしていきましょう。そんな当り障りのない説明をしたと思う。

私には、いずれ呼吸筋が麻痺し、呼吸障害を起こして死に至ること、レスピレーターという機械をつければある程度の延命は可能だが、結局は身動き一つできなくなってしまうことまで伝えることはできなかった。私は、医師がなすべき仕事を私に放り投げた怠慢さに憤りを感じながらも、芳江さんを看取る気持ちのないあの医師から説明されるより、これからずっと付き合っていく私から説明を受けるほうが芳江さんは安心できるだろうと思ってもいた。芳江さんが最期を迎えるまで責任をもとうと心に決めていた。

帰りの車中、私は「芳江さんのかかりつけの医院はどこでしたか」「ヘルパーさんにもっと多くきてもらわなければなりませんね。弟さんたちのこともワーカーさんと相談しましょう」と話しながら、心の中では、『よりにもよって筋萎縮性側索硬化症なんて……。なんでこの家族は、追い討ちをかけられるように、こうまで不幸を重ねなければならないのだ』と繰り返していた。

やりきれない思いを抱えきれず、私は市役所の障害福祉係に立ち寄ってケースワーカーの足立さんに診断の結果を伝え、自分の気持ちをぶつけた。彼は、うつむいて頷きながら話を聞いてくれ、そして静かに穏やかな声で言った。

「不条理な不幸ばかりを背負っている家族って、いますよね。けれども今は、嘆くよりも、どう支えていくか具体的に考えることのほうが大切ではありませんか。弟たちの問題についてはすぐに検討してみましょう」

彼からは、私だけでなく他の保健師も、多くのことを学んでいた。キリスト者だったが、福祉の勉強をしてきた専門職ではなく、たまたま福祉事務所に配置された一般事務職員だった。それでも彼の援助者としての資質は、他の専門職と呼ばれる人たちのそれを凌駕していた。仕事上の連絡を超えた私の感情を、嫌な顔ひとつせず、穏やかに受け止めてくれた足立さんに、私は感謝した。地域で協働することの喜びは、このような実務者同士のふれあいに恵まれることにある。

帰庁後すぐに、受診した病院で在宅患者訪問診療班を担当している保健師に電話した。医師の《選別》に疑問を抱いたからである。その人なら、私を援護してくれると思っていた。しかし、彼女の言葉は私の予想を裏切った。《選別》など日常茶飯事に行われているというのである。スタッフの負担を考えてもレスピレーターの台数をあまり増やせないので、何人かの患者さんの中で選別せざるを得ない状況らしい。在宅ケアに移行することを念頭においた治療方針になるので、結局のところ、本人の意思が強固で、家族にも介護力がある人が優先されるという。芳江さんの家族状況では、レスピレーターの使用優先度はかなり低くなる。

あとは地域で……、あの医師が言ったことは、やむを得ない現状を表していた。それでは無責任ではないかと思いながら、医療現場の過酷さにあらためて気づかされ、同時に傷ついていた。

——そうか、地域でやっていくしかないのか。私たちが頑張るしかないのか……。

⁂

そんな折も折、権太郎さんの入院先の看護師長から、退院準備に取りかかりたい旨の電話が入った。主治医が交代し、権太郎さんはかなりしつこく退院を迫ったらしい。家の事情を詳しく知らない新しい主治医は、簡単に許可を出していた。私は、必死の思いで新しい主治医に連絡し、今度は出向いて話すことにした。

私は、筋萎縮性側索硬化症という言葉を出しさえすれば、医師は状況を理解してくれるものと思っていた。しかし、病名を知ることと、その結果もたらされる生活状況を思い浮かべることとは、その医師にとっては別のことに属していた。

「お母さんの状況はわかりました。しかし、本人の病状は安定しているのです。こちらは本人の利益に沿って方針を決めていくしかないでしょう。あなただって、社会復帰を促す立場でしょう。あまり家族に身入れするのはいかがなものかと思いますよ」

「先生は実際にご覧になっていないから、そんな無責任なことをおっしゃれるんです。一度でいいからあの家へ足を運んでみてください。自分の目で確かめてください。いえ、ご自分で実態を確認すべきではないですか！」

思わず血が上った頭のまま、私は強い口調で言ってしまった。私の放言は、この医師のプライドをいたく傷つけたらしい。

「家の事情と権太郎さんの病状に基づく処遇とは別問題です。治療目的のなくなった以上、こちらは、家族の事情に関係なく、彼を退院させる方針で行きます！」

そう言い残して主治医は面会室を出て行ってしまった。そのまま呆然と座っていると、権太郎さんが入ってきた。

「どうも、宮本さん。今日はありがとうございます」

彼は、私が退院を進めるため医師と話をしにきたと思っていた。

「慌てず少しずつ考えていきましょうね」

かろうじて気持ちを整えながら、そう答えた。それ以外の何ができただろう。

権太郎さんと家族との板ばさみで、私の心は張り裂けそうだった。権太郎さんを中心に考えれば、長すぎた入院を終え社会復帰を促す支援をしなければならないことはわかっている。しかし、それはこの家族の崩壊を招いてしまう。正直なところ、誰ひとり健康ではない家族をケアする立場に立たされる新米保健師としては、自分の能力を大きく超えた課題を抱えることに自信がもてなかった。家族全体のことを考えた現実的な対応といったら、権太郎さんの入院継続以外にないではないか。私は、間違っているのだろうか……。

思い悩んだ末、仲間に助けてもらうことにした。事例検討の俎上に載せ、助言を得ることにしたのである。

検討会では、権太郎さんの退院は妥当だ、という意見に傾いた議論が進んだ。「むしろ彼が母のケアをすることで役割意識が芽生え、良い結果を生むのではないか」という人もいた。しかし、私にはその考えは楽観的過ぎるように思われた。よしんば、そのように導く援助をすることになったとしても、私一人では支えられない。誰かの助力が欲しいと訴えたが、提案された助力の中身は、保健師のリーダーの指導を得て対応すればいいだろう、というものだった。役割分担をして具体的に一緒に動いてくれる人が欲しかった私にとっては、あまりにも想像力に欠けた提案だった。

助力が指導にすり替わる事例検討では、支えられたと感じることはできない。それに、権太郎さんの社会復帰に熱心でないと、暗に批判されたようにも感じていた。私は、もう同僚に頼るなどすまいと思った。

私は所長に直談判してみた。幸い所長は権太郎さんが入院している病院での勤務経験もある精神科医だった。所長は私の感じている大変さを一応受け止めてくれ、

「いずれ、病院と組織的な協議の場を設けなければいけないね」

と言ってくれた。

だが、誰がそのマネジメントをするのかはっきりしないまま時が流れていった。私は、家族への対応で精一杯だった。保健師のリーダーは具体的な援助を提供してくれることはなかった。私は、保健所の外にサポートネットワークを作っていくしかない、と思い定めた。

障害者福祉係の足立さんに、権太郎さんのことを伝えた。さすがに彼も「困りましたね」と言う。

「でも、権太郎さんのことは宮本さんが中心に動くしかないでしょうね。弟さんの件は、二人を施設に入所させ

たらどうかと芳江さんに勧めたんですけど、同意されないんですよね。当面はヘルパーの派遣回数を増やすことで様子を見て、施設処遇については引き続き準備を進めるつもりです」

「芳江さんに身体障害者の訪問看護制度を適用することって、できないんですか？　彼女、身体障害者手帳はもってませんけど、何とかならないものでしょうか」

「そうですか。わかりました、早速派遣の手はずを取ってみますよ」

型通りの対応しかしない役人だったら、とてもできない相談だ。

彼の隣の生活保護係のケースワーカーも気心の知れた人だった。権太郎さんのことを伝え、協力を要請する。権太郎さんは世帯分離して生活保護を受けているので、退院したら、生活保護のケースワーカーにもかかわってもらうことになる。

「屈強な元プロレスラーですか。宮本さんが防波堤になってくれることを祈りますよ」

そのケースワーカーは冗談めかして言ったが、そのときになったら彼はきちんと対応してくれるだろう。


芳江さんと弟たちの暮らしを支える態勢を作るために、市役所のケースワーカーたちと相談し、地域ケア会議で検討してもらうことにした。地元に芳江さんの家庭医を確保し、緊急時の入院先を確保する必要もあった。会議のメンバーは、この家族への支援の大変さを理解してくれた。芳江さんの家庭医の確保、緊急時のベッド確保についてはただちに医師会が動いてくれることになった。ただ、権太郎さんの処遇についてはどこも消極的だった。

「精神科のことはわかりませんしねえ。主治医が退院と言うなら仕方ないでしょうなあ。いずれにしても、これは保健師さんにがんばってもらうしかないでしょう」

精神保健のことは保健所へ。私はここでも、権太郎さんについては孤軍奮闘しなければならないことを痛感させられた。

芳江さんの家には間もなく毎日ホームヘルパーが入るようになり、弟たちの送迎にはボランティアが協力してくれるようになった。訪問看護師はとりあえず週一回の派遣で、入浴介助から始めてもらうことになった。家庭医も医師会の協力で見つけることができた。訪問看護師も、変化があればその医師に連絡すれば対応してもらえるので安心したようだった。芳江さんの家の電話の脇に、大きく緊急時の連絡先を書いておくことにした。足立さんは、ホームヘルパーの報告を受けて、必要なときは随時訪問する態勢を作った。訪問看護師も彼に報告するのが筋だったが、医学的な判断が必要になるので保健師の私に連絡してもらうようにした。

これで、平日は誰かが家に訪れ、異変があれば速やかに対応できる態勢が整った。私は、随時の訪問としたが、毎週土曜日に帰宅の途中で訪問し、この家に誰も来ない日曜日に備える必要がないかどうか確認することにした。さらに、この家の二軒向こうの八百屋のご主人が、この家族のことを何くれと心に留めてくれるようだった。「あの息子さえいなけりゃ、声をかけるぐらいはできるよ」と申し出てくれたので、日曜日に様子を見てもらうようお願いした。

権太郎さんの退院話は、しばらくのあいだ膠着状態だった。私は、家の受け入れ態勢ができていないからと退院を引き延ばしていたため、病棟スタッフは《患者の社会復帰に協力的でない保健師》にあきれている様子だった。私は権太郎さんの主治医に、病院のソーシャルワーカーにかかわってもらえないかと依頼した。ワーカーなら、病棟のスタッフとは違った視点で、家族全体を見渡しながら現実的なケースワークを考えてくれるだろうと期待したのである。

そうこうするうちに、年の暮れを迎えていた。年末年始の態勢を考えるため、サポートチームのスタッフに集まってもらった。

足立さんは、芳江さんを説得して、弟たちを短期保護所に入所させることに成功した。これは、その後の本格的な入所に向けた準備の意味も含んでいた。一度でも息子たちとの分離を体験しておけば、芳江さんも頑な考えを変えられるかもしれない。

芳江さん自身の介護については、年末年始の一週間は、不本意だろうが長女に来てもらうよう説得し、併せてホームヘルパーの特例派遣を手配することにした。離れた土地に住む長女には仕事もあり、芳江さんたちとの関係も不安定であることが窺えたため、今まであえて登場してもらうことを遠慮していたが、芳江さんの病状が進行すれば、そうも言ってはいられない。彼女は「兄がその日に絶対にいないのなら」と、何日か母の様子を見に来ることになった。この娘は、この家族の中で障害をもたない唯一の人だったが、母と同じく華奢な身体つきで、常に抑うつ的な気分を抱えているように見える弱々しい人だった。

弟二人の入所前身体検査は保健所で行った。たまたまその日外泊していた権太郎さんが、二人を連れてきた。権太郎さんは、家族の危機に長男として立ち向かわなければならないと思ったようだ。以前にしていたキャバレーの呼び込みで身につけた愛想の良さを見せながら、長男らしく振舞おうとしていた。

＊

年末年始は何事も起こらず過ぎていった。

二週間ばかりの二人の息子の不在は、芳江さんに休息をもたらした。しかし、二人が帰宅してからの喧騒は、さらにひどいものとなった。権太郎さんが家族の介護を口実に以前より頻繁に外泊をするようになり、弟たちの不安定さが増幅されたのである。そのため、二人の通う生活実習所の先生からも、事態を心配する電話が保健所にたびたび入るようになった。生活実習所にも伺わねばなるまい。

生活実習所は駅から二十分ほど歩いたところにあった。芳江さんと二人の息子が何年も通い続けた道が続いていた。

通された会議室には、テーブルの向こうに先生たちがずらりと並んでいた。先生たちは腹に据えかねたように一方的に話し始めた。

「二人とも、最近とくに落ち着かなくなって、ちょっと乱暴なことまでするんですよ。とりわけお兄さんが外泊されたあとが荒れる。ほかのメンバーにも影響が出てきてましてね」

「お兄さんの主治医は何を考えているんですか。苦労ばかりのお母さんのことを考えても、お兄さんの退院など言語道断でしょう。保健所から病院に、家族はこんな状態だから退院は難しいって申し入れられないんですか」

先生たちは、病院と対等に渉りあえない私を信用できないようだった。私は、彼らの怒りの言葉を浴びながら、先生たちの明快な正義の味方ぶりが引っかかった。

――先生たちの言い分は最初からわかっている。私だって家族全体のことを考えながら、板ばさみになっているのだ。権太郎さんだって援助が必要な障害者じゃないか。ほんとは弟たちと同じように母と一緒に暮らしたいし、母のことが心配でたまらないのだ。あなた方が私の立場に立っても、そんなふうに言えるのか……。

しかし、権太郎さんの処遇が、この家族を左右することも事実だった。

ホームヘルパーと訪問看護師からもクレームが入るようになった。ホームヘルパーは弟二人のことを思うばかり、訪問看護師は芳江さんのことを思うばかりに、権太郎さんの外泊を問題視していた。権太郎さんは彼なりに、長男の意識をもち、その役割を果たそうと一所懸命だったが、彼に弟たちをコントロールする力はない。勢い手が出てしまう。母への気遣いも的を外れたもので、かえって疎んじられる。弟たちも母も、権太郎さんへの恐怖を払拭できず、萎縮してしまう。そんな気持ちを代弁するようにホームヘルパーと訪問看護師は、私に憤りをぶつけてきた。私の不首尾を遠まわしに非難しながら、本当は権太郎さんへの偏見を隠そうとしていると、どこかで意地悪く見透かしている私がいた。

このままではサポートチームの協力関係が危うくなると考えて、スタッフミーティングを開くことにした。ミーティングでは、スタッフそれぞれが意見や気持ちを出し合った。それを静かに聞いていた足立さんは「弟さん二人を長期入所型の施設に処遇する時期ですね」と言った。私は「これまで同様、権太郎さんの退院は待ってほしいと病院にお願いしますが、併せて、権太郎さんに外泊中の生活指導もするようにしたいと思います」と発言した。

芳江さんは、もう息子二人を手放すことに抵抗しなかった。足立さんは弟たちの施設入所に向けて動き出した。私は、権太郎さんの主治医に生活実習所の職員や地域のスタッフの意見を伝え、この家族が権太郎さんの受け皿として成立しないということを訴え続けた。主治医は、「それは関係者のみなさんに精神障害者に対する偏見があるんですよ」と指摘しながらも、「では、うちの病院のソーシャルワーカーを地域ミーティングに参加させることにしましょう」と言ってくれた。

外泊中の権太郎さんに対して、私は、指導という名の行動規制をしただけだった。みんなの迷惑にならないように行動を控えなきゃいけないと説得して、権太郎さんは口先で「わかりました」と返す。こうした《指導》の空しさはわかっていた。しかし、みんなに伝わる上手な表現法を一緒に考えるといった余裕はなかった。渦の中で、その場その場を凌ぐよりほかなかった。

三月の初旬、弟二人は遠くへ旅立つことになった。

家族と関係者が同伴する一大旅行である。市役所からマイクロバスが提供され、芳江さん、権太郎さん、二人の弟、障害者福祉係のケースワーカー二人、ホームヘルパー、訪問看護師、私の総勢九名が乗り込んだ。ホームヘルパーは弟二人の世話、訪問看護師は芳江さんの健康管理、私は権太郎さんが担当で、ケースワーカーは今回の入所手続きの責任者、これが関係者の役どころだった。ホームヘルパーや訪問看護師は権太郎さんの同行に難色を示していた。権太郎さんは、一家の長として随行するのは当然だと思っており、ケースワーカーはその思いを受け入れてくれた。結局、私が権太郎さんにつききりになるという条件で彼の同行を納得してもらった。

バスは高速道路を北進し、山間の道に入っていく。車中の弟二人は、自分たちの行く末を知ってか知らずか、はしゃぎ通しだった。権太郎さんも興奮して多弁である。芳江さんは疲れ果て、途中から最後部座席に横たわってしまった。ずいぶんと遠い鄙びたところが目的地だった。

到着したのは昼もとっくに過ぎた時刻だった。施設の建物はまだ新しく清潔で、出迎えた職員も暖かそうな人々だった。弟二人は、何の抵抗もなく職員の誘導に従っている。これならすぐに馴染んでいけそうだ。車椅子の芳江さんからも不安な表情が消えていた。権太郎さんは愛想よく職員に挨拶して回っている。私は、ケースワーカーから施設スタッフへの申し送りの席にも立ち会い、権太郎さんからの電話が何度かあるだろうが、その時は面倒がらずに対応して欲しいこと、芳江さんがここに来るのは今日が最初で最後になるだろうことを付け加えた。

別れの時間がきた。二人は無邪気に手を振る。芳江さんは最後の別れだと了解しているのだろう、涙で顔をくしゃくしゃにしている。権太郎さんはもっともらしく、しかし妙に明るく職員に「お願いします」と大声で言っている。ホームヘルパーも訪問看護師も、涙を抑えることができない。帰路は皆、目を閉じて押し黙ったまま揺られていた。

⁂

弟たちのことはどうにか決着がつけられた。しかし、そのあとが大変だった。権太郎さんの外泊がさらに増えたのである。私は、病院に電話して、怒りの抗議をした。

「病院からソーシャルワーカーが来て、療養環境を見ていただくという話だったじゃないですか」

「本人は、母の介護をしなくちゃいけないって言ってますし、私たちとしても、今まで退院準備をしてきたわけですから、このまま退院させます」

私は、せめてソーシャルワーカーに状況調査をしてもらってからにして欲しいと懇願したが、主治医は「退院を決めるのは医師です」と繰り返すだけだった。

私は、病院も権太郎さんの扱いに難渋しているのだということを悟った。権太郎さんが母の看病を自分の役割だと思っていることに嘘はなかったが、退院を要求するための格好の口実にもしていた。病棟での退院要求は激しかっただろう。再燃の可能性はさておき、いまの病状は安定している。であれば、スタッフは退院が妥当と判断するだろうし、そう判断しながら退院要求を抑えるには、相当なエネルギーが要る。それはわかるが、退院させたらあとは知らないというのでは、病院は厄介なことを地域に押し付けて安泰を図ろうとしているということではないか。私は、ほとんど泣きそうになりながら、「それなら地域で何とかやって見せましょう」と反発心を奮い起こした。窮地に立たされると啖呵を切って開き直る――私の悪い癖が頭をもたげていた。

権太郎さんが帰ってくるなら、母の芳江さんをどこか安全な場所に移すしかない。かかりつけ医に相談すると、とりあえず市内の某老人病院のソーシャルワーカーに相談してみるようにとの回答だった。芳江さんの家から歩いて五分もかからない場所にあるその病院は、今まで私の参加したネットワークには登場したことがなく、私の資源リストから漏れていた。私は早速、病院に足を運んだ。ソーシャルワーカーは私がざっと話しただけで困難な状況を理解してくれ、そのときには受け入れられるよう態勢を整えておきたいと言ってくれた。

権太郎さんは、外泊からなし崩しに病院に戻らなくなってしまった。買い物などの手伝いはしていたが、家では独語が増えていた。芳江さんはそれにいちいち反応し、権太郎さんが妄想めいたことを言うたびに、真っ向から否定してかかる。権太郎さんはしだいに苛々と振舞うようになり、ホームヘルパーや訪問看護師は自分の仕事が終わると急いで退却するようになった。権太郎さんは私にも頻繁に電話をかけるようになってきた。しかし、悪化の兆しがあったとはいえ、主治医は、精神病症状がもっとはっきりしなければ再入院させることはないだろう。それよりも芳江さんを保護するほうが先だ。私は、四度目のスタッフミーティングを呼びかけた。今回は権太郎さんを受け持つ生活保護のケースワーカー、老人病院のソーシャルワーカー、そして娘さんを交えて。

他のスタッフも、芳江さんの在宅生活は限界にきていると感じていた。権太郎さんの問題さえなければ、皆、ぎりぎりまで芳江さんの在宅療養を支えたかったであろう。とは言え、スタッフは権太郎さんに関しては手を尽くしたのだからと言ってくれた。その中で、娘さんだけは兄の退院にはっきりと反発していた。私は娘さんを支える側には立てないことを悟った。その役割は、老人病院のソーシャルワーカーが担ってくれることになった。支援チームの総意を、芳江さんの保護的入院ということでまとめ、これを地域ケア会議に提出し、医師会からも病院にベッド確保の要請をしてもらった。

四月初旬、芳江さんは老人病院に入院した。

まだ芳江さんは通常の対話が可能だったので、権太郎さんから離れることができてほっとしたと語っていた。もっとも、入院先は、大きな病室にベッドがいくつも並び、ベッドを囲むカーテンもない、アメニティにはいささか難のある病院だった。私は、芳江さんを担当する介護職員に真っ先に挨拶しに行った。ありがたいことに、市役所のホームヘルパーも週に一度派遣し続けてくれることになった。足立さんだから可能な処遇だった。


権太郎さんは正式に退院となった。一人で暮らすだけの才覚はあり、コンビニなどで食事を調達していたが、すでに怠薬は始まっているように見えた。私は、過去の再燃状況から、三か月もてばいいほうだろうと読んだ。

権太郎さんは、夕方、病院の母のところへ顔を出していた。最初の頃は職員や同室の患者さんに愛想よく振舞っていたが、そのうち、病院のソーシャルワーカーから「権太郎さんが見舞いに来るとお母さんが疲れちゃうんですよ。見舞いに来るのをそちらから制限することはできませんか」と電話がかかってきた。私は権太郎さんに、子どもに言い含めるように「あなたの気持ちは立派だけど、お母さんは疲れやすい病気だし、ほかの患者さんにも迷惑になるから、あまり長居をしてはいけませんよ」と伝えた。

私は、権太郎さんとの付き合い方のこつを摑んでいた。権太郎さんに何か伝えるときに、対等であろうという態度は有効ではない。下手に出ることは、なおいけない。権太郎さんは、自分より上位の立場にある人の前で子分のように振舞うことに安心感をもつようなところがあった。私が権太郎さんを嫌っていないことが伝わっていたからこそではあるが、かなりきついことを言っても反感や憎悪や被害感を募らせることはなかった。

しだいに不安定になる権太郎さんを保健所のデイケアで支えられないかと考えたが、彼には気難しい一面もあり、集団を嫌った。自分は殿上人の血筋だという妄想も根強く、どこの馬の骨かわからぬ輩とは一緒にされたくないという思いもあるようだった。ただ、週に一度保健所に出向き、私と面接することは受諾してくれた。

彼は愛想良く、私の同僚にも挨拶していたが、面接では「外国のスパイが殿上人を襲いに来る可能性があるので、私はそれに備えるために退院したんですよ」と声をひそめて語る。しだいに妄想にもとづく話が多くなり、恰幅のいい体が細くなってきた。睡眠時間も短くなっているのだろう。服薬はますます不規則になっていった。

保健所に来ない日は、頻繁に短い電話をかけてきた。多くが自分の行動を強迫的に確認する内容だった。いま外に出かけているが、ガスを消しただろうか。家に戻って火が消えているのを確かめたが、今度は本当に大丈夫だろうか。それに一つ一つ応え、安心させねばならない。

「最近、苛々しているでしょう。夜、眠れていないみたいだし。早く病院に行って先生に相談したほうがいい」

そう促すと、権太郎さんは病院には行ってくれた。しかし、薬は飲まなかった。

病状が悪化していく権太郎さんに、私は毎日一人で対応していた。私は疲れて、逃げ出したいという思いが心の底に溜まりだしていた。無意識のうちに、権太郎さんが何か事を起こしてくれるのを待っていたように思う。

夏に入り、例の八百屋さんから、権太郎さんが裸で水浴びをしていると連絡してきた。私は出かけて行って「おまわりさんに見つかれば逮捕されるよ」と声をかけた。権太郎さんは、笑いながら、許して、というように片手を持ち上げた。まだ通じている。私は数日間の夏季休暇を取ることになっていた。私の不在中、権太郎さんの不安は大きくなるだろう。しかし、以前から決めていたことだし、すでに切符も買ってある。中止までしなくてもよいはずだ。権太郎さんにも、芳江さんにも、ずいぶん前から休暇のことは伝えていた。二人とも「わかりました」と言っただけだった。私は八百屋さんに顔を出し、自宅の電話番号を伝えて帰庁した。

生活保護のケースワーカーには今日のことを伝えたが、同僚の保健師には、権太郎さんのことを引き継ぐことはおろか、現状を伝えることもしていなかった。同僚への不信感は、「この家族に一人で対応することを当然視したのはあなたたちだろう。私はその通りにしているまでだ」という反発心へと変わっていた。そして私は、休暇中に何かが起こるだろうことを半分予測しながら、保健所外ネットワークにすべてを託して故郷へ帰った。

帰省して数日後の夜、夢を見た。権太郎さんがわめいていた。ハッとして目を覚ますと、隣で娘が平和な寝息を立てていた。翌朝、自宅に残っていた夫から電話があり、八百屋さんから連絡があったことを知らされた。やっぱり。私は休暇を中止して慌しく帰宅し、その途上、役所のケースワーカーに電話を入れた。

「八百屋のおじさんから宮本さんに連絡があったんですね。そうなんですよ。昨日の夜、権太郎さんが日本刀を持ち出しましてね、喚声をあげながら路上に立ちはだかったんですよ。駐在さんが駆けつけて、大立ち回りの末の措置入院ですよ」

役所のケースワーカーたちが事後処理に当たってくれていた。ケースワーカーたちは、こんな折も折、保健師が逃げ出しているなんて、と思ったことだろう。私は、近隣住人や関係者への保健所としての責任を考えていなかった。たとえ措置入院は避けられないとしても、同僚に申し送っておけば何らかの対応ができただろう。私は、いかなる場合にも保健師は組織を代表する働きをしているのだと、あらためて自分に言い聞かせた。

もっとも、権太郎さんの入院で、皆が安堵したことは否めない。近所の人に迷惑をかけることを心配していた芳江さんは、心から安心したようだった。権太郎さんのほうは、措置入院後、不穏な状態が続いたらしい。こうなることが予測できていた私は、痛みを感じずにはいられなかった。病状が安定し、日帰りの外泊が許されるようになったのは、それから半年後のことだった。

⁂

私は、月に二度は芳江さんの様子を見舞いに行くようにしていた。芳江さんは、少しずつ話せなくなり、小さな体がもっと小さくなっていった。ボール紙で文字盤を作り、ベッドサイドで、芳江さんの個人史を聞く時間が増えた。五十一文字の一つ一つを私が指し、芳江さんがかすかに頷くのを確認しながら次の文字を探していく。芳江さんは、貧しい家に生まれ、思春期の頃はすでに行商に出ていたという。戦死した最初の夫は酒飲みで乱暴な人だった。再婚相手は優しかったが、病弱だった。その二人の夫との子どもの養育に、同じように苦労をしている。この苦労はどこまで続くのか……。

権太郎さんは病状が落ち着き、入院先のソーシャルワーカーと一緒に母を見舞いに来た。芳江さんは、言葉がほとんど聞き取れないようになっていた。文字盤を使いながらのコミュニケーションは、権太郎さんの力に余ることだったので、私が通訳をする。権太郎さんの母を想う気持ちは素朴なものだったが、その表現はいかにも武骨で粗野だった。母は息子を恐れ、息子の想いを受け入れつつも当惑している。この埋まらない距離をどうしたらよいものかと私は感じていた。

ちょうどその頃、街の再開発計画が進められており、芳江さんたちの住む一画も新しい大規模マンションに建て替えられることになった。工事のあいだ住人は別の場所に転居しなければならない。誰もいない芳江さん宅の引越しをどうするか。再び、スタッフが集った。

「娘さんに出てきてもらうのが原則でしょう」

みんなの意見はそういう方向に収束したが、私は不安だった。以前、娘と会話したときの不明瞭さや迂遠さから、かなり脆弱な人だと感じていた。しかし、表面的には彼女が唯一健康な人だった。彼女以外にキーパーソンになりうる人は見つからなかった。やむなく娘を中心に、ホームヘルパーが手伝いながら少しずつ荷物を整理して運ぶことになった。

こうした経過を入院中の権太郎さんに伝えないわけにはいかない。権太郎さんの家長意識はかなりのもので、情報を遮断することは私には望ましいこととは思われなかった。権太郎さんは、妹に電話して、転居の進み具合を確認しているようだった。妹から電話が入った。

「兄と電話で話すだけでも震えがくるんです。なんだか変なことを言い出して、理不尽なことばかり注文されるんでほとほと疲れてしまって。兄に電話をさせないでもらえませんか」

権太郎さんの電話を私が制限することはできないが、せめて妹への批判を緩和するために、権太郎さんと仮住まいのアパートを訪れて転居の状況を確認することにした。運び込まれていた家具や道具を一緒に整理し始めるが、権太郎さんは五分と続かない。

「こんなていたらくじゃあ、妹さんにとやかく言えはしないね」

「それを言われちゃあおしまいですね」

権太郎さんは頭をかきながら応える。冗談交じりに苦言をかわすことのできる彼の対人関係能力は必ずしも低くはないのだが、母も妹も、それを受け止め、引き出すどころの話ではなかったのだ。

仕事を抱えながら、遠くから駆けつけての引越し準備は、妹にとって過酷な責務だった。彼女は血尿を出し、ついに倒れてしまった。結局、車椅子に乗せて芳江さんに立ち合ってもらい、関係者が総出で、残った荷物を一気に仮住まいに運ぶことにした。最初から、行政が請け負っていれば一日で済むことだった。原則は原則にすぎない。完成した新居への再度の引越しは一日で済ませた。

芳江さんは、自分の目で、等価交換方式で与えられた新しい住居を確認することができた。新しい住居は、高層マンションの一階にあり、以前の湿っぽい長屋とは比べ物にならない3LDKの瀟洒な部屋だった。芳江さんは、ここで暮らしたかったことだろう。しかし、彼女の病状は確実に進行し、筋力低下が呼吸筋に及ぶことは時間の問題だった。

病院のソーシャルワーカーは、彼女のベッドサイドで看取りのケアを始めた。そのソーシャルワーカーもキリスト者であった。彼女は、芳江さんの枕元に聖書を置き、静かに繰り返す。

「身体が滅びても、魂は天国に導かれ、そこで永遠の命が授けられるのですから、心配することはありません」

芳江さんは、まぶたを閉じることで、賛同を表しているかのように見えた。しかし、二人きりになると涙を浮かべ、文字盤を頼りに「ゴンタロウ　ノコシテ　シニキレナイ」と訴えるのだった。娘のことよりも、施設にいる二人の息子のことよりも、権太郎さんのことを一番心配していた。世間への迷惑も気にしていただろう。だが、芳江さんは、困った子ほど可愛いとも吐露していた。

私は、母なる者の矛盾した想いの深さを感じていた。そうだろう、安心して死ぬことなどできはしないだろう。不条理を呪ってやりたいだろう。もっと生きたいだろう！　私は、彼女の正直な思いを文字盤で表す手伝いを通じて、彼女のターミナルに添うことにした。自分の最期を受け入れることは容易ではない。揺れ続ける彼女の無念からも目を逸らすまい。私はそう思っていた。

初冬の早朝、入院先のソーシャルワーカーから芳江さんの逝去が伝えられた。

呼吸障害が急激に進んだらしい。その日未明に、芳江さんはこの世を去った。さようならと言葉では言えなかったが、数日前からの交流はすでに別離の準備でもあった。芳江さんの子どもたちと役所のケースワーカーに連絡し、役所を中心に告別式の段取りを整えた。娘さんは権太郎さんと会うことを避け、その日には来ないことになった。

小雨が降るなか営まれた告別式は、本当にささやかなものだった。参列者は、喪主の権太郎さん、施設スタッフに伴われた二人の弟、役所のケースワーカーとホームヘルパー、そして私だけだった。葬儀場の向かい側には大通りを挟んで、荷物を運び込んだあのマンションが建っていた。権太郎さんがいなければ近所の人も参列したのだろうか。苦労のしどおしだった芳江さんの人生を悼み、労うにはあまりにも寂しい人の心のありようだった。

権太郎さんは、喪主として立派に振舞おうとし、軽躁状態にあった。関係者に不自然なほど律儀な挨拶を繰り返していた。弟たちは、お坊さんの読経と木魚のリズムに合わせて身体を揺すり、はしゃぐことしかできなかった。たぶん、この場に相応しい感情の表出ができる家族は、娘だけだったろうが、その彼女はいない。関係者は、哀惜の情を適切に表現できない芳江さんの子どもたちの様子に、悲しさとやりきれなさを募らせていた。権太郎さんと関係者だけが火葬場まで付き添った。芳江さんは、本当に小さな骨になってしまった。

私と権太郎さんとの付き合いはそれからも続いた。他の援助者は役割を終え、ミーティングが招集されることもなくなった。最後に残るのが保健師だ。月一回の外泊時に私は新居を訪問し、彼の生活スキルを高めようと試みたが、料理、掃除、整理整頓はまったく駄目だった。なぜか、トイレ掃除だけは入念にやっていた。病院の建て替え工事のために転院をしたときには、妹に保護者の役割を取らせることなどとてもできず、私が付き添った。時が過ぎ、私も転勤することになったが、権太郎さんとだけなら、後任の保健師もうまくやっていけそうだった。

権太郎さんは私の転勤後ほどなく退院し、あの立派なマンションに一人で暮らし始めた。あの頃にはなかった作業所に通いながら、自宅近くの病院に転院して訪問看護を受けながら地域で暮らし続けている。あの頃、私は権太郎さんの社会復帰を拒む存在だったが、権太郎さんは家族が大変だったときの担当者として認識してくれているようで、盆と正月には律儀に挨拶状を送ってくれる。

＊

これが、私の保健師駆け出し時代、最初に出会った、そして、最も援助に苦慮し、しかし、最もひたむきな気持ちで関与した家族の顚末である。これを綴ったのは、芳江さんの人生に立ち会った者として、彼女の無念を、人知れずひっそりと逝ったその生の重さを、沈黙の闇に沈ませたくなかったからである。彼女の人生は苦労の連続だった。自分の最期を納得して迎えることもできなかっただろう。課せられた過酷な運命と戦う力を奪われ、動かなくなる身体で事の成り行きに身を任せることしかできずにいた彼女は、わが無力さを突きつけられただけではないか。私は、彼女の話を聞くことしかできなかった。彼女の来し方とその最期を思い浮かべるとき、私はいまだに落涙せずにいられない。

その後、芳江さん以上に多くの不条理を抱えた家族と関わる機会もたびたびあった。しかし、どんなに経験を積もうと、このときの感情が薄められることはない。彼女の人生は何のためにあったのか。その答えようのない問いに憤っていたあの頃から、私は一向に成熟していない。

援助のプロセスでの悔いも多く残る。今ならば、もっと首尾よく支援できただろう。経過を振り返れば、そこから多くの課題と教訓が抽出できるだろう。ただ、それは援助者の自己満足と納得の口実を見出すことにもなる。私がここに綴ったのは、それだけが目的ではない。

彼女が生きていたこと、背負いきれない不条理をその小さな体に背負って、六十四年の人生を確かに生きていたことを証言すること、それが彼女に関与させていただいた者にできるせめてもの感謝のしるしである。

第12話

一九九×年 十一月

「裏社会の女」の生き様に添う

保健師は、関与していた住民が別の地域に転居することになれば、転居先を管轄する保健所の保健師に、それまでの経過を申し送る。涼子さんとの出会いは、そうした申し送りによるものだった。

私は就職して四年目を迎え、地域の関係者との連携が深まり、そろそろ中堅としての役割を与えられるようになっていた。しかし、まだ児童虐待の問題がクローズアップされる以前の、養育者を全面的に信じ、「あなたは大丈夫」と親に告げることに迷いを感じていなかった頃のことである。涼子さんとその子どもたちに本当に望ましい援助ができたのか、私は、今でも考え込んでしまうときがある。

⁂

A保健師からの申し送りの電話は、ごく簡単な内容だった。

――数日前にそちらの管轄地域に転入しているはずの涼子さんへの支援をお願いしたい。精神疾患を有し、知的水準も低い女性で、経済的援助も必要。三人の子どもは施設に預けている。転居にあたって不安が強い。継続して支援しているケースで、転居に不安があるのなら、引っ越す前に連絡があっていいはずだ。急な転居なのだろう。電話連絡だけではまずいと直感した。

「そちらでは難しいケースと考えていらっしゃったんですね。でしたら、ご足労ですけど本人を直接紹介してもらって、これからは私が担当しますからって説明する機会を、何とかつくってもらえませんでしょうか」

数日後、A保健師は私がお願いした通り来所してくれた。しかし、涼子さんとは連絡が取れなかったとのことで、本人は同行していなかった。

「今回、こちらの保健所に支援をお願いした涼子さんですが、三十三歳の女性で、これまで生活保護を受けていたんですけど、半年前に別の収入があることがわかって、生保が止められそうになったんです。それがきっかけで精神的に不安定になってしまって、子どもは三人とも施設に預けることになりました。そのあと、また生保のワーカーと揉めまして、結局、いま生保は打ち切られています。そんなこともあって、住みづらくなって引っ越しされたみたいです」

私は最初、サマリーもなく、曖昧で情報の少ないA保健師の申し送りを苛立ちながら聞いていたが、もしかすると涼子さんは、全体像が把握できないほど周囲をかき回す人なのかもしれない、とも考え始めた。そうならば、多機関の援助スタッフのネットワークを作らなければならない。いずれにせよ、かかわり方にひと工夫する必要がありそうだ、と感じていた。

その五日後、生活保護のケースワーカーである井伊さんから電話があった。涼子さんが福祉事務所に来ているが、こちらに来てもらえないか、という。涼子さんはこの街に引っ越してきて、あるサウナの会計係の仕事についたがすぐに辞めてしまい、生活保護の申請に来所したという。涼子さんは、福祉事務所間でも申し送りの対象になっていたらしい。

私は、できれば涼子さん自身の必要性と動機をもとに、関係を作っていきたいと考えていた。それで、あらためて涼子さん本人から電話をしてもらい、保健所に来てくれるよう、井伊さんから伝言してもらうことにした。

夕刻、井伊さんは福祉事務所が把握している情報を知らせに、わざわざ保健所まで来てくれた。子どもが施設に入所する際に、児童相談所の臨床心理士が涼子さんに面接し、意見書を福祉事務所に提出していた。福祉事務所間で申し送られたその情報を提供してくれたのである。井伊さんとは、ほかの事例でもタッグを組んでいたので十分気心が知れていた。彼は私が何を求めているかを察してくれたのだろう。ありがたいことだ。

児童相談所の意見書は、これまでの情報不足を十分に補うものだった。

涼子さんはB病院に通院中で、「抑うつ状態、てんかん疑い（一時的記憶欠損）、性格障害」と複数の診断名が記載されていた。家族構成は、本人、十四歳の長女、十一歳の次女、九歳の長男の四人。子どもたちの父親はすべて異なっている。涼子さんの実家は東京の下町にあり、七十二歳の実母が長兄と同居、となっている。

父は工務店を営んでいたが、母はその愛人であったようだ。涼子さんの同胞は長兄と姉三人の四人で、彼女は末子として出生した。父親は涼子さんが生まれてすぐに行方不明となり、涼子さんは父親というものを知らずに育った。小さい頃から『私生児』といじめられ、小学校での成績も芳しくなく、小四の頃から学校を休みがちになる。中学校は特殊学級に進むが、家出を繰り返すようになり、学校にも寄り付かず、警察に保護されることもたびたびとなる。しかし、母親は「好きなようにしろ」と放任していた、と涼子さんは語っている。十八歳で初婚、その後それぞれ父の違う三子を産む。二年前まで兄夫婦、母親と同居していたが、義姉との折り合いが悪くなって、子どもたち三人とアパートへ移り、児童相談所の面接へと至っている。

このとき、涼子さんは精神科病院に入院し、長女の保美と長男の渉はC寮に、次女の亜由美はD学園に措置されたが、保美は不登校、次女は夜尿、長男は情緒障害・学業不振などの問題を抱えていた。

児童相談所の報告書は、「その生育歴を考慮すると、母の人間関係の不安定さや依存傾向、拙劣な育児能力はある程度やむを得ないといえよう。母は子どもへの強い愛情を有しているため、地域資源を活用して母の低い育児能力を補い支えることで、一家が安定して生活できるようにする必要がある」という言葉で閉じられていた。

「納得のいく意見書だよね。これを参考に支援目標を決めればいいと思うけど」

そう言う井伊さんに、私は「でも、実際に会ってみなければわからないから」と自分に向けた言葉を返していた。しかし、最初に目にしたこの意見書が、その後のネットメンバーの方針を方向づけたことは否めない。

しばらくの間、彼女からの電話はなく、代わりにA保健師から電話が入った。次女のお漏らしのことで涼子さんから電話があったので、そちらで相談に乗ってもらえないか、との依頼だった。曖昧な引継ぎではこうなっても仕方がない。ただ、それ以上に、涼子さん自身がこちらから積極的に働きかけなければ新しい人間関係に進めない人なのかもしれない。それからは、近くの家に訪問する場合には涼子さんが住むアパートにも立ち寄ることにした。

しかし、何度訪ねても、彼女はいつも不在だった。私はその都度、「電話をください」という手紙を郵便受けに残しておいた。

ある日、やっと涼子さんから電話がかかってきた。面接日を予約し、約束の日に彼女は保健所にやってきた。A保健師からの最初の電話から二か月後のことだった。

それまでの情報から、私はもっと派手な人物像を予測していたが、実際の涼子さんは中肉中背で短髪の、端整な顔立ちの女性だった。控えめな物腰で私に挨拶し、伏せた目をときどき私に向けながら話し始めた。こちらの出方を伺っていると感じながらじっと涼子さんの話に聴き入っていると、しだいに彼女の警戒心が解かれていくのが伝わってきた。

「これからも、女性としていろんなことを相談させてください」

涼子さんは、今までの生活ぶりを詳しく話して、最後にそう結んだ。

今までも、相手が自分にとって安全な存在かどうかを、いろんな形で探ってきたのだろう。涼子さんのような人は、最初の出会いで、自分の期待を満たして動いてくれそうな人を確実に選別する能力をもっているようにさえ思えてくる。私はこのとき、依存対象として理想化されたり、操作されたりする危険を感じながら、ある程度、彼女の手中に入ることを覚悟していた。

＊

涼子さんと出会ってしばらくは、私から定期的に電話をかけて情況をうかがったが、経済的な心配もなく、とくに変わったことはないとの返答が続いていた。彼女のほうから連絡が入ったのは、それから三か月が過ぎた春先のことだった。通院先をB病院から別の病院に転院し、作業所へも通所したいので、適当な転院先や作業所の情報がほしいということだった。

この街の作業所といえば、保健所、福祉事務所、市民が協働して試験的に開所したばかりのものが一つあるだけだ。たぶん涼子さんは、通院先の患者仲間からその情報を聞いたのだろう。メンバーのほとんどが統合失調症患者である作業所に彼女が合うとは思えなかったが、主治医にも賛成されなかったため、転院を希望しているのかもしれない。ならば、作業所がどんなものか、実際に通ってみて実感するプロセスが必要だろうと思った。

「作業所のことはさておき、転院については慎重にされたほうがいいですよ。これといった理由がないんなら、もう少し様子をみてはいかがですか。作業所のことは主治医の助言もほしいのですが」

涼子さんは「先生に相談するのはちょっと」とためらうため、「でしたら、作業所の職員と検討させてください」と伝えると納得してくれた。

その日の午後、作業所に出向き涼子さんの受け入れについて協議した。開設間もない作業所のスタッフは精神医療についてはまったくの素人であったが、かえって先入観に囚われないかかわりも生まれやすい。精神科診断名はあっさりと伝え、グループを乱すといった問題が起きることも予想されるが、その場合には、私が責任をもって彼女に介入すると約束したので、スタッフも安心してくれたのだろう、取りあえず一か月の見学参加を了承してくれた。涼子さんには、とりあえず試験的に参加してもらい、ひと月後にもう一度作業所スタッフの意見をすり合わせることになったと説明した。

作業所への通所には彼女の希望通りに動いたが、転院の手続きについては、主治医との相談抜きで手伝うことは難しいと伝えていた。そのうち彼女は、紹介状なしに近くのE病院に転院してしまった。


作業所に通い始める少し前、涼子さんは長女の相談をしたいといってきた。しかし彼女は約束の日に姿を見せず、電話もなかったため、翌日こちらから訪問することにした。

初めて通されたアパートの部屋は、家具が少なく整然としていたが、見知らぬ男性が彼女の横に同席していた。三十歳前後と思しきその男性は「田畑っていいます」と自己紹介したが、その言葉遣いやパンチパーマ、派手ないでたちから、その筋の関係者であることが窺われた。

涼子さんは、寮職員の長女への対応の不誠実さを訴え続けた。

「保美は確かに無断で外出したみたいなんですけど、でも、そんな叱り方は酷すぎると思いませんか」

保美の落ち度は些細なもので、不相応に厳しい罰を与えた寮の職員が一方的に悪者に思えたらしかった。そんな母親としての気持ちはわからないでもなかったが、田畑と名乗る男まで怒りが収まらないといったふうである。

「離れて暮らしているから、保美ちゃんからの電話に涼子さんが怒って、寮の対応に不安を感じるのは当然でしょうが、保美ちゃんもそのときは興奮していたのかもしれないですね。落ち着いてからもう一度聞いてみたら、また違う話になるかもしれませんよ」

長女の憤懣について少し解説をしてみると、涼子さんは徐々に気を鎮めていった。男はその後やけに調子よくなり、「これからも涼子をよろしくお願いします」などと言うのだった。

考えてみれば、この街のはずれに、さる有名な広域暴力団の事務所があった。涼子さんはその事務所に斡旋されてサウナに勤め、そしてこのアパートに住む手立てを整えたのかもしれない。私は、気になっていた涼子さんの小指の傷跡を見つめながら、彼女は長いこと暴力団関係者とかかわりをもってきたに違いない、と確信した。

作業所に通い始めた涼子さんは、ＩＱが低いとされているにしては意外なほど、箱作りなどの作業を器用にこなし、持続力もあった。私は、報告書にあった診断名は曲者かもしれないと思い始めていた。涼子さんはメンバーには優しく世話焼き的存在となり、グループの輪をあからさまに乱すことはなかったが、少し面倒を見すぎることはあったようだ。職員との関係では依存傾向が目立ち、加えて男好きの傾向も発揮され、職員の間にはさざなみが立ち始めていた。

そんな折、田畑氏が他の暴力団との抗争から警察に追われるようになり、「助けてあげてほしい」と男性職員に頼み込むという事件が起きた。また、スナックで夜のアルバイトをするようになり、その店に職員を誘うようなことも起きているようだった。

私は彼女に保健所に来てもらった。

「ねえ、涼子さん。いま作業所に通って生活を整えているでしょう? そのあとはどんな生活をしていこうと考えているんですか」

「そりゃあ、子どもたちと一緒に暮らすことが私の目標。そのためには、お金を貯めて、生活力を身につけなきゃって働き始めたんだもの」

「お子さんと一緒に暮らす生活を実現するために作業所に通ってがんばっているんなら、あなたのプライベートな関係に作業所の職員を巻き込んじゃいけないでしょう? それに、スナック勤めも辞めなきゃいけない。それが守れないと、生保のワーカーに報告しないといけないんですよ」

実際には、生活保護のケースワーカーも作業所のバックアップスタッフなので彼女の情報は把握していたし、一時的な逸脱行為ですぐに生活保護を打ち切ることはなかった。しかし、直面化するタイミングを逸してはならない。こういったことの積み重ねが涼子さんの対人関係を危うくさせてきたのだろうから。

幸い涼子さんは私との約束を忠実に守ってくれた。作業所での困った行動は影を潜め、作業はてきぱきとこなした。しかし、作業所外でのメンバーとのインフォーマルなかかわりの中で心身の疲れを訴えることが多くなった。

「私が、良かれと思ってしてあげたことが、全部裏目に出て疲れてしまうのよ」

「涼子さんって、自分を全部投げ出して相手に尽くすから。そんなふうにして、どこかで相手からの見返りを期待してしまうんじゃないですか。もう少し、自分を相手に預けてしまうのを控えられたら、楽になれると思うんだけど」

そう助言しても、彼女のメンバーや職員へのマイナス感情は膨れていくばかりだった。「このまま作業所に通いたいの?」と聞いてもはっきり答えなかったが、作業所スタッフのほうも、作業現場では問題ないという意見で、もうしばらく見学参加を続けることになった。

涼子さんの作業所での振舞いが落ち着き始めた頃、彼女は田畑氏の子どもを身ごもった。涼子さんは、女として純粋に思い悩み、相談に訪れた。私は、いつでもありうることだと思っていた。彼女が今後どんな生活を望んでいるか、一緒に再確認していくしかない。三人の子どもを引き取りたいとがんばっているところで、もう一人子どもを産み育てられるのか。涼子さんは、産むのは無理だという結論に到達し、中絶手術を受けることを決心した。中絶費用を捻出するには、ケースワーカーの井伊さんの了解を得なければならない。私は彼女に付き添って福祉事務所に向かった。

涼子さんは一人で中絶手術を受けたが、その日の午後に病院から電話が入り、「手術後一時的な記憶欠損を起こしたが、二時間ほど眠ったあと落ち着いて帰っていった」ということだった。こうしたことに涼子さんは慣れているはずだと思っていた私は、一人で病院に行かせたことを済まなく思った。田畑氏も済まなく思ったのだろう、涼子さんの勧めに応じ、自ら警察に出頭し服役生活に入った。

妊娠中絶をきっかけに、涼子さんの作業所通所はしだいに不規則になっていった。私は辞めるならきちんと区切ることが必要と考え、作業所スタッフとカンファレンスをもった。今までの経過から、スタッフの涼子さんへの評価は肯定的ではなかったが、拒絶的でもなく、「本人が離れたいというのであれば、そうするのがいいのだろう」という意見だった。作業所をスタートさせたばかりのスタッフにとって、どこか胡散臭い影の部分を持ち、さまざまな問題を惹き起こす涼子さんのような人とのかかわりは荷が重いことだったかもしれない。しかし、もしも彼女が保健所のデイケアに参加したいと言ってきたならば、専門職は人格障害という診断だけで適応外と断定し、最初から却下されていただろう。彼女のニーズを最初に受け止めてくれた、市民主体で運営されたその作業所に、私は感謝してもしきれない。作業所での体験は、涼子さんに多くの教材を提供してくれたはずである。

本人の意思を尊重したいという関係者会議の結果を、私はそのまま本人に伝えた。涼子さんは作業所から離れたいと言い、作業所とのかかわりは切れることになった。涼子さんには「ご自分で作業所に退所の挨拶に行ってくださいね」と伝えた。A保健師から涼子さんの申し送りの電話を受けた季節が、また巡って来ようとしていた。

その後、今度は「デパートに三十万円の借金がある」と涼子さんは訴えてきた。お金に関しては、私は何も手伝えないと突き放すのが常だが、彼女の相談は「お金を返せない」ということではなく、「簡易裁判所から送られてきた書類が読めないから説明してほしい」ということだった。その内容は、次月に調停があるから出頭するようにとの命令だった。デパートが法的処理を実行したのである。涼子さんは「どうしていいかわからない」という。私は、読み書きの手助けは必要だし、借金を返す意思があるなら返してほしいという気持ちから、調停の日に裁判所に同行することを約束した。

裁判所では、所定の手続きを終えたあとは、涼子さん一人で調停に臨んでもらい、私は廊下で待機していた。

しかし私は、すぐに調停員に別室へ呼ばれてしまった。

「こちらからの質問に何一つ答えていただけず、わからない、知らないを繰り返されるんですよ。どうも混乱されているようで、このままだと先に進められないんですが」

調停員の言葉を聞いて、今だったら解離障害を疑ったことだろう。そういう知識がなかった私は、彼女の意図的な逃避行動かと思いつつ、そこまでしなければならない彼女の生きづらさを感じてもいた。結局、調停員に本人の生活状況を説明し、一か月五千円ずつ返済することで調停が成立した。私とは、毎月保健所に来て、向かいの銀行で五千円を送る作業をすることを約束した。彼女は、この約束をずっと守ってくれた。

それから一か月ほどは何事もなく経過していたが、涼子さんは同じアパートに住むある老人の面倒を見るようになっていた。涼子さんの人とつながる力は天与のものであると思わずにいられなかったが、結局はいつも疲れてしまう。「私は、誰かの面倒を見ていないと落ちつかないの」と語る彼女に、私は、自他の境界が曖昧で、他者に侵入されやすく、同時に、献身によって他者を支配したがる、そんな対人関係の病理を感じていた。

老人を世話しながら、やはり彼女は苛立ちを募らせていた。保護費以外の収入を得られないことが理由だったらしく、「お年寄の世話は嫌いじゃないから、家政婦ならいいと思うんだけど」と言ってきた。今の自分の状態を話し合うなかで、まだ家政婦の仕事は難しそうだと納得したが、それでも何かをして稼ぎたいという。そこでケースワーカーの井伊さんを交え、本人ができる仕事を一緒に探すことにした。だが、ある工場を見学に行っても、見学前に行われた説明が理解できないと言い、話はまとまらなかった。説明を聞いただけで作業内容を理解するのは、彼女には難しいようだった。

涼子さんはその後も、空虚な心を埋めるかのようにいろいろな人の世話をしたがった。自分で対処できなくなると、その人を保健所まで連れてきて、私に相談させる仲介役になる。老人以外にも、一人暮らしの未亡人、アルコール依存症者などが多かった。涼子さんは、そうして同じことを繰り返すのだが、相手は同じアパートの住人ではないことも多く、彼女の交際範囲の広さは驚きだった。おそらく彼女は、一人でいるのが寂しくてたまらない人だったのだ。

＊

こんな涼子さんの心の拠り所は、休日に子どもが帰ってくることだった。金曜日の夕方に、外泊してきた渉を連れて保健所に姿を見せることもあった。「元気な息子の顔を見てもらいたい」という名目だったが、いずれ息子に関して保健所に世話になることもあるだろうから、という涼子さんの戦略だったのかもしれない。渉は小学五年生になっていた。人懐こく素直な子だったが、年齢よりも幼い印象を受けた。涼子さんが息子に細々《こまごま》と気を配る様子を見て、私には「普通のお母さん」に見えていた。

渉とともに外泊しているはずの保美は、友人に会うほうが忙しいようで、保健所に顔を見せることはなかった。友人といっても、感心できない仲間のようで、涼子さんは「このままだと保美は高校になんか受かんないみたい。でも、進学しないなら、一緒に暮らすことになるのかもしれない」と漏らしていた。中学卒業後、児童が就職する場合には、養護施設は退所することが原則であった。

十二月に入った頃、涼子さんから電話があった。

「保美が専門学校にも行かず就職することになりそうなんです。それで、施設を出て私のところに戻りたいって言ってるんですよ。私も保美と一緒に暮らしたくて」

私は、生活保護のケースワーカーと児童相談所の福祉司にも涼子さんの意向を伝えた。こちらとしては涼子さんの養育能力の実態がわからなかったので、母子分離時にかかわった保健所まで足を運んで涼子さんのカルテを読ませてもらうことにした。A保健師はすでに他所に異動していた。カルテには、母子分離の理由として記載されていたのは涼子さんの抑うつ状態のことだけで、養育能力については何の記述もなく、子どもたちには「お母さんの病気が治ったら、また一緒に生活できる」と約束していたことが記録されていた。涼子さんが不定期に受診する病院の医師に児童福祉司から確認してもらったところ、「安定した状態なので、子どもを引き取ることには問題はない」という意見が得られた。

こうした情報を鵜呑みにしたわけではないが、私の中では涼子さんが母親としての役割を果たしたいと願っていることを肯定的に受け止める気持ちが強くなっていた。子どもにとってのリスクについてはあまり考えず、涼子さんの生きてきた過程の悲しさも、あまりに知らなさすぎたのだ。

年末になり、正月休みに三人の子どもが一斉に外泊し、親子水入らずのひとときを過ごした。そのこともあって、子どもを引き取りたいという涼子さんの気持ちは一層高まっていった。

私は、生保の井伊さんと担当福祉司を交えカンファレンスをもつことにした。

《子どもたちに押されて母親が動いている面もあるが、施設入所について子どもが納得していたわけでもなく、現在も母と暮らすことを希望している。地域サポーターの側としては、涼子さんがハンディを持ちながらも懸命に生きてきたことを肯定的に評価し、親子の統合の可能性をできるだけ支援していこう》そう合意し、地域で親子の生活を受け止める準備を始めた。

ところが、ある日保美と渉の寮長から怒りの電話がかかってきた。

「あんな母親のもとに、子どもたちを帰すなんて絶対にできません」かなりの剣幕である。寮長は涼子さんにも同じように言ったらしい。

寮長と涼子さんの対立が激しくなり、長女も職員とまたトラブルを起こし、あらためて寮長を含めたスタッフミーティングをもつことになった。話し合うなかで寮長は、最初は「子どもを返すには母は十分に安定してはいない」と主張していたが、結局は「保美はすっかり母親のところへ帰るつもりでおり、たしかにその気持ちはもう止められない」と妥協してくれた。私は、ミーティングの結果を涼子さんに「思春期の子育ては難しいし、それを乗り切る力があなたに育っているか心配だけど、できるだけ一緒に考えていきましょう」と伝えた。

三月に入って長女の退寮が近づくと、今度は、涼子さんが子どもを引き取ることへの不安を訴えるようになった。

「まずは保美ちゃんとの生活を軌道に乗せて、そのあと、亜由美ちゃんや渉君のことを考えていきましょう。保美ちゃんも交えて、これからの生活をどうするか具体的に話し合いませんか」

私は、涼子さんが自分の不安を正直に伝えることができたことを肯定的に捉え、そう提案した。保美は十五歳にしては幼く見えたが、思わず見とれるほど愛くるしい少女だった。四月からは、周囲の尽力により、デパートの食堂に就職することが決まっていた。


こうして四月になった。しかし、保美はデパートの食堂に一回顔を見せたきり、その後はまったく出勤しなかった。同時に渉が無断で涼子さんの家に帰ってしまうことが重なり、再度関係者が集まった。児童相談所の福祉司は、子どもを納得させられないまま分離措置したことの負い目からだろう、「子どもが親のもとに帰りたいという気持ちは制止できない」と繰り返した。寮長も「同じ寮で生活してきた姉が母と一緒に生活していて、渉が知らん顔をできるわけがない」と言う。井伊さんも同じ意見だった。結局、渉の退寮を認めないわけにはいかないという結論に達した。これから涼子さんは養育上の困り事をたくさん抱えることになる。福祉事務所の母子相談員をネットワークに加えてほしいと井伊さんに頼んだが、なかなかそうはならず、しばらくの間、私は一人で涼子さんからの思春期の子育て相談に対応する羽目になった。

四月の半ば頃から、保美は中学時代の突っ張り仲間と夜遊びを重ねるようになった。涼子さんは事あるごとに相談をもちかけてくるが、保美は大人の言うことを素直に聞くような娘ではなかった。見かけの愛らしさから、保美の性格や対人関係上の問題を軽く見ていた私の失敗なのだが、こうなれば何か起きるまで有効な介入はできないだろうと、私は腹を決めていた。

しかし、心配に襲われた涼子さんは、あろうことか、自分一人の判断で以前に付き合いのあった暴力団組員の男性に「保美に仕事を斡旋してほしい」と頼んでしまったのである。暴力団員に未成年の女の子を紹介することがどういう結果をもたらすかは、自分の経験から想像がつくはずである。私はこのとき初めて、涼子さんは親として考えられない振舞いもしてしまう人だと気づき、今までの肯定的評価がガタガタと崩れていくのを感じた。

保美はその後も無断外泊を繰り返していた。そのうち涼子さんは「保美は覚醒剤を使ってるかもしれない」と心配しだした。それも起こりうることだったが、保美と出会える機会はなかなか訪れなかった。

保美の問題と並行して、渉の情緒不安定と学力について、渉の通う学校での話し合いも回を重ねていた。渉は以前から学力の遅れがあったが、普通学級に在籍していた。しかし、転入した学校からは「特殊学級のほうがいいのではないか」と提案されたのである。そう言われた涼子さんは、どう応えていいかわからず、私に相談が回ってきた。涼子さん自身は特殊学級に入ったことでつらい思いをしていたが、学校の先生が言うように、きちんと学力を身につけるためには、特殊学級に在籍するのも仕方ないと考えているようだった。

先生たちは、渉の潜在能力を否定しているわけではなかった。重なる転校できちんと学ぶ機会も十分ではなかったのだろうという。しかし担任は「渉君にだけエネルギーを注ぐわけにもいきませんので。特殊学級なら副担任もついているので、丁寧に指導できますから」と主張していた。

家での渉は、母親の代わりに買い物に行ったり、料理の後片付けをしたり何かと手伝いをしているようだった。新しい土地でまだ友達もいないようだが、渉の素直さと人懐こさを私は貴重に思った。

「知的障害があるのなら特殊学級が適切でしょうが、渉君の勉強の遅れは環境要因が大きいわけですから、注意深く勉強を見てあげれば少しずつ追いついていくことができますよね。それが担任の先生のご負担であるなら、地域の元教師だった人にも頼んでみます。だから簡単に特殊学級とは言わないでください。渉君自身の意思も大切でしょう」

いささか強引だったが、私は涼子さんが抱いていた屈辱感を息子に再現したくなかった。先生たちは、渋々という感じだったが、結局こちらの提案に反対はしなかった。

渉の勉強をみてくれたのは、作業所の職員だった。小学校教師であった三十歳代の女性が、作業所の職員として働いていたのだ。彼女とは作業所設置委員会の設立当初からの顔見知りであり、作業所が開所されてからも、よく話し合う間柄だった。彼女が作業所にかかわった動機は、父親がうつ病であったことが関係していると語っていた。多少内気な感じがする清楚な人だったが、奥に秘めた芯の強さと情熱で作業所メンバーを支えていた。

彼女に渉のことを相談すると、一も二もなく快諾してくれ、週に三回保健所で渉の勉強をみてもらうことになった。渉が自分でお菓子を作って食べてみたいと言い出し、一緒に栄養室でパウンドケーキの菓子作りもやった。渉はこの先生とは心を通じ合わせることができたようだ。放課後の行事がある日でも、保健所が閉まる時間までには必死で駆け込んできていた。

保美のほうは、たまに家に帰っても、イライラをまきちらしていた。

ある日の午後、涼子さんから「保美が今家にいる」と電話で知らせを受け、急遽アパートへ向かった。部屋に入ると、保美は「こんにちは」とちゃんと挨拶もし、大きく変わったという印象はなかった。ただ、目つきがいつもよりきつい。

「保美ちゃん、私がなんで来たのかわかるよね。お母さんはあなたのことをとても心配してるのよ。身体を壊すようなことが起きやしないかって。お家にもあまり帰ってないみたいだけど、外で何をしてるの？　正直に話してもらえないかな」

正面に座って保美の言葉を待つが、彼女は視線を下に落として黙っているだけだった。人に知られたくないものを抱えていることは伝わってきたが、保美は私に心を開こうとはしなかった。

その後、児童相談所の福祉司も保美と話をしようとしたが、駄目だった。どうにもならない状態に苛立って、涼子さんは自分が保美の仕事の斡旋を頼んだ男の悪口を言い始めた。私は涼子さんが繰り出す言葉を聞きながら、湧き起こってくる怒りを押し止められなくなった。

「そんな男に娘を近づけた親のほうがもっと悪いでしょ」

思わずなじっていた。そんなことを言う者は援助者とは言えない。涼子さんに信頼できる相談相手がいれば、暴力団の男などに頼ることもなかっただろう。様子を見ようとした私の不手際こそが責められねばならない。私は自分が投げつけた怒りを後悔しながら、涼子さんに「福祉事務所の母子相談員にも協力をお願いしましょう」と伝えた。

母子相談員への打診は以前に井伊さんに依頼したきりになっていたので、今度は直接、福祉事務所に出向くことにした。「お電話いただいた宮本さんですね」と現れた目黒さんは、都から出向してきた人で、ここに来る前は情緒障害児施設の福祉司だったという。私よりも年配でキャリア十分のしっかりした人だった。これまでの経過を説明し、今までの支援ネットワークの方針も伝えた。

「そうですね、地域でこの家族を支えていかなければね」

彼女は意欲的に受け止めてくれた。涼子さんからの育児相談を抱え込んでいた私にとって、母子相談員の協力が得られることは、とても心強いことだった。

後日、涼子さんに「警察の少年係に相談に行こう」と提案し、目黒さんにも同行してもらうことになった。しかし、少年係署員の反応はつれないものだった。

「保美さんの薬物使用の疑いですが、今のところ証拠はないわけですね。その、組の男についても、まだ明らかな違法行為をしたということではないようですから、今すぐ我々が動くわけにはいかないでしょうね」

あっさりと関与を断られ、私は『警察は一少女が犠牲になるのを、餌にするつもりなのか』と怒りを感じながら警察署をあとにした。

「涼子さん、こうなったら直接、組長に直談判するほうが有効なんじゃないですか」

涼子さんが、少女に悪事を働くのは末端のチンピラで、もっと上の偉い人はこんなことはしないと言っていたのを思い出しながら、私はそう投げかけた。そして、躊躇する涼子さんを引っ張って隣街との境にある組事務所を二人で訪れた。

しかし、こんなところに「偉い人」がいるはずもない。チンピラよりも少しキャリアのある組員がいるだけである。私は、「無垢な女の子が犠牲になっているんです。なんとか助けてほしい」と率直に頼み込んでみたが、適当にあしらわれてしまった。涼子さんはほとんど無言で隣に座っていた。

私も無鉄砲な行動に出たものである。たかが保健師一人が動いたって何の影響もないと彼らは思っていたに違いない。私自身はその組織から脅されるようなことはなかった。しかし、涼子さんには、内情を語ったことで脅迫めいたことや何らかの制裁が加えられたのかもしれない。涼子さんの行動はその後微妙に変わっていった。

子どもたちが夏休みに入る頃になっても保美の無断外泊は続いていた。この頃、涼子さんは私に、今まで口にしていなかった過去を語るようになった。

涼子さんは中学の頃から家出を繰り返していたが、遠くの県まで放浪して風俗店で働かされるようになった。それが暴力団との関係の始まりだったという。寂しい女の子に近寄り商売道具にしていくのは、昔からのやり方だった。そのうち、若い組員と親しくなって妊娠したのが十八歳のとき。その人が保美の父親で、涼子さんが一番好きだった人らしい。しかし、保美の父親はふいといなくなってしまう。寂しさを紛らわせるように、別の組員と関係をもつようになり亜由美を産むが、その男とはすぐに別れてしまった。その後、また別の組員と結婚して渉を産む。その夫とは三年ほど生活を共にしていたが、その男も家にいつかなくなる。

その頃のこと、新たに出会った若い男を家に呼び情交に耽っているところに、夫が急に帰ってきてしまった。夫は涼子さんと別の男のじゃれあいを目のあたりにして激昂し、包丁を持ちだしてきて相手を刺したという。涼子さんは悲鳴をあげながらも必死で救急車を呼び、夫を止めようと取っ組み合った。そのとき、この修羅場の一部始終を目にしていたのが、三歳になったばかりの渉だった。刺された男は病院に運ばれたが、まもなく多量失血で命を失い、夫は殺人罪で逮捕された。

三歳の渉が自分の目撃した父親の行為の意味を理解していたとは思えない。しかし、その目に入ったことを誰も消し去ることはできない。渉は、私が訪問して涼子さんと保美の問題を話し合っていると、いつも「公園に遊びに行ってくる」と言って出かけて行った。それは、渉としての精一杯の対処の仕方、生き延び方だったのだろう。涼子さんは渉の情緒障害の根深さを察知しており、意識的にやさしく接してきたという。

八月に入り、保美は別の市にある組員の男の家に入り浸るようになった。涼子さんは、娘は覚醒剤を打たれていると確信していた。そのため、目黒さんも一緒にまた三人で警察の少年係に相談に行ったが、警官は「娘さんはご自分からその男の家に行っているんでしょう?」と取り合ってくれなかった。警察の不親切さに憤慨しながら、目黒さんと私は「男の家の所轄署に相談しようか」と話していたが、涼子さんは「もう役所は頼りにならない。自力で助け出す」と言い張った。

八月の終わり、涼子さんは若い男の手を借りて、ついに長女を連れ戻した。

「組の人に頼んだの?」

「あのなかじゃ、正義感の強い男よ」

涼子さんの言う《正義感》を信じるわけにはいかなかったが、現実に保美は家に戻っており、覚醒剤による明らかな症状は窺われなかった。

何もすることがないと、保美は退屈してまた暴力団関係の人と接点をもってしまうだろう。私は保美に、保健所で実施している障害児と親のグループ活動を手伝ってもらうことにした。保美のような少女を理解して受け止めてくれる受け皿がこの地域にないがゆえの、苦肉の策だった。最初は作業所のスタッフ見習いになることを勧めたのだが、保美は作業所の「生活を指導する」という態勢を嫌がった。一方で、保美のことについて確たる動きができなかった私たちネットワークメンバーは、この事件を反省し、再び手の届かない場所へ保美を向かわせないよう、今後は毎月定例的にスタッフミーティングをもつことにした。

保健所での手伝いの内容は、グループ活動中、親が障害児と一緒に連れて来たきょうだいを遊ばせて、面倒をみる役割である。思いのほか保美は子どもの心をつかむのがうまく、エプロン姿は様になっていたし、声のかけ方も自然だった。そして、「先にあがらせてもらいます」と声をかけて帰っていく。この愛想のよさは、組員にさせられていた夜の仕事で身につけたものだなと思ったが、グループに参加した親たちには好意的に受け取られていた。

こうして保美は無断外泊を自粛するようになったのだが、ある日、祖母の家に遊びに行った帰りに、幼な友達の志摩子を自宅まで連れてきた。そして志摩子はそのまま涼子さんの家に居座るようになってしまった。

志摩子も複雑な家庭で育った娘で、保美が祖母の家に行った日にちょうど家出しようとしていた。志摩子に同情した保美は、自宅に連れてくれば何とかなると思ったのだという。涼子さんはそれを嫌がりはせず、むしろ志摩子と実家の問題に首を突っ込もうとしていた。涼子さんのパターンでは、問題がこじれていくだけだと思った私は、志摩子のことは目黒さんに必ず相談し、一人で対応してはいけないと予防線を張った。しだいに涼子さんは志摩子のことに没頭するようになったが、志摩子の件は目黒さんに担当してもらったため、涼子さんも相談相手をわきまえ、私には志摩子についての相談はほとんどしなかった。

志摩子を家に帰すために目黒さんが家族調整に動きだし、それまでの間、志摩子も保美と一緒に保健所のグループ活動を手伝ってもらうことにした。できるだけ早く、保美と志摩子の居場所を探さねばならない。福祉事務所のミーティングで、あるケースワーカーが「グループ活動での様子を聞くと、子どもの世話は意外に得意なのかもしれないから、保育所に掛け合ってみますよ」と言ってくれたことから、早速保育所の保育士に会いに行くことにした。事情を話すと、保育士は「参加できる方向で考えてみましょう」と応えてくれた。保健所では、その頃はケースカンファレンスも行われていなかったため、先輩保健師に相談することはあったが、ほとんど私一人の個人プレーになっていた。

そうこうするうち、難航していた目黒さんの家族調整がうまくいき、年の瀬が迫る頃、志摩子は自分の家に戻っていった。

一方、涼子さんが志摩子のことに没頭しだした頃に、保美は呑み屋でのアルバイトを始めていた。涼子さんに「すぐに辞めさせなさい」と言っても、どうも反応が鈍い。保美への関心を意図的に逸らしていたのだろうか。そして、正月があけてまもなく、事件が起きた。バイト先の呑み屋で知り合った男から違法薬物を飲まされ、錯乱状態に陥ったのである。

涼子さんは、目黒さんと私にSOSの電話をかけてきた。私はすぐに受診させるように言って、受診先の病院に連絡を入れ、涼子さんの主治医からも病院に話を通してもらった。涼子さんはどうにか一人で保美を精神科に受診させ、緊急入院させることができた。私たちは涼子さんの速やかな行動を肯定的に評価した。保美は病院での尿検査で覚醒剤反応が確認され、病院から警察に通報された。急性症状が治まった一週間後、保美は少年鑑別所に送られた。涼子さんは、保美へのこうした対応をむしろ望んでいた。

その後、鑑別所での面会、家庭裁判所への出頭などで涼子さんに同伴することが重なった。このような場だと、やはり涼子さんの記憶は曖昧になり、簡単な対応もできなくなるようだった。裁判所の待合室に二人でいるときなどに、過去に自身が覚醒剤を打たれていたこと、もう暴力団とは手を切りたいと思っていること、娘には自分のような苦しい思いをさせたくないことなど、涼子さんは繰り返し語った。そして、少し前から堅気の男性と知り合い、最近はその人との結婚を考えているとも。

家裁の審判が近づいた頃、調査官が保健所を訪ねてきた。調査資料の補強であったのだろうが、私は「涼子さんと暴力団の関係が続く限り、保美は子羊のように生け贄にされ続けると思う」と伝えた。涼子さんがそれほどひどい親だと言ったのではない。狡猾な暴力団組織が、弱い涼子さんを手段にして犠牲の子羊を簡単に手にしていくだろうという意味だった。

審判の結果、保美は少年院送致となった。涼子さんは家裁審判の日、私にも来てほしいと電話をかけてきたが、私は「これはあなた一人で向き合うべきことですよ」と言った。調査官からは、保美が「母の心が友人へと離れていったことがたまらなく寂しくて、つい夜の仕事の世界へとはまり込んでしまった」と当時の心情を語っていると、伝えてくれていた。涼子さんは裁判所で、判決を静かに聞いたあと、保美に「きちんと更生して戻ってきてくれるのを、お母さんは心待ちにしているからね」と語ったという。彼女は、審判の場で健気な母としての役割を果たすことができたのだった。

少年院に送致されてひと月ほど経ったある日、保美と指導官からの手紙が保健所に届いた。保美は、お母さんに迷惑をかけたことを反省していると綴り、指導官の手紙には、可能ならば保美に面会してあげてほしいとあった。私は躊躇したが、休みをとって北関東の少年院まで出かけることにした。保美は完全に薬の影響から抜け、明るい表情の愛くるしい少女に戻っていた。早くお母さんのもとに戻りたい、だから頑張る、と私に語った。

＊

三月になると、涼子さんの再婚話が現実のものとなってきた。支援ネットワークとしては、涼子さんと相手の男性も交えて今後の生活設計を話し合っておいたほうがいいと考えて、話し合いの場を設けることにした。その男性は、それなりの過去はあったようであるが、今は確かに堅気の人だった。

「涼子に、難しい年頃の子どもたちがいることは知っています。私の実家がF県にあるんですが、結婚を機に実家に戻って両親と同居しようと思ってるんですよ。向こうで転職先を探しているところです。子どもたちにもそのほうがいいと思って」

この街を離れれば涼子さんは暴力団とのつながりを断ち切りやすい。子育ても、義父母の援助を受けられるプラスがある。支援ネットワークのメンバーはそう楽観的に受け止めた。次女の亜由美については、別の日にD学園のスタッフを交えてあらためて話し合ったが、亜由美はD学園での生活を続けたいと言い、涼子さんも「学園にお願いしたほうがこの子のため」という結論に落ち着いて、渉だけが涼子さんたちと一緒にF県での新しい生活に移ることになった。

それから三か月が経った頃、涼子さんから電話があった。「町の役場も相談に乗ってくれないし、もうそっちに戻りたい」と泣き言をいう。私は、経過を詳しく記述した文書を役場の保健課に送付していたのだが、役場の人たちは涼子さんのような人の相談には慣れていなかったのだろう。涼子さんには、もう一度役場に行き相談してみるように伝え、役場の保健課に電話してあらためて対応を依頼した。そして、ネットワークメンバーに涼子さんの不安を伝え、もしも一家が戻ってきたときにはどう対応するかを協議しておいた。

私は、結局のところ保美を救えなかったという失敗を繰り返さないように、ある研究所で行われていたケースカンファレンスに参加して、この事例を検討してもらうことにした。主幹のG先生は「あなたの関与の仕方には動揺があるね」と指摘しながら、「あなたはあなたなりに全力で子どもを愛していると伝えること。このお母さんが飾らずにありのままでいられる関係を提供してあげること。それが大切です」と助言された。私はこの言葉を救われるような気持ちで聞いた。

涼子さんからは、その後「渉に、もう行くところがないじゃないかって言われて。もうちょっと、こっちで頑張ってみます。みなさんには本当にお世話になりました。ありがとう」という電話をもらった。それが、私が聞いた涼子さんからの最後の声だった。

涼子さんは、いじらしい人だったと思う。いろいろな問題を巻き起こし、彼女の行動には私の理解を超えているところも多かった。ときに私も腹を立て、感情をぶつけてしまうこともあった。しかし振り返ってみれば、彼女が生き延びていくために身につけたものがあのような危うい対処だったのであり、どの場面でもそれしかできなかったのだろうと思う。涼子さんも、保美も、この国が抱える暗い部分の犠牲者だったと思えてならないのである。

解説

防衛医科大学校准教授（心理学）　佐野信也

そうした困難な状況に向き合う覚悟があって初めて、私たちはヘルスプロモーション活動という「明日に架ける橋」を指し示し、望む人すべてが可能な限りの健康を享受しうる公平な社会をつくっていくことができるのではないでしょうか。理念が先にあるのではなく、どんな社会現象も、法則も、思想も、一つひとつの生の営みが重なり合い反応しあって織り成されていくものです。そして、一人ひとりの保健師が、住民に密着した援助を積み重ねていくことからしか、確かな理念や未来を築いていくことはできないと思います。無限の可能性の海である地域保健という私たちのフィールドに、これからもずっと、傷つき疲れた人々が、ひととき帆を降ろし憩うことのできる母港のように、保健師は存在し続けてほしい。

ひらす　けい「明日に架ける橋」

（保健師ジャーナル「連載・保健師と精神科医の往復書簡」最終回）

筆者は病院勤務を主とする精神科医である。いくつかの偶然の経緯があって、今は亡き宮本さんから患者さんを紹介される機会があり、そしていつの間にかお付き合いは十年に及んだ。二〇〇一年二月に宮本さんは進行肺がんと診断され、やむなく地域保健の現場を退いた。それまではケースを通じての討論が主だったが、宮本さんが闘病生活に入ってから、私たちの通信はテーマを拡大させつつ頻繁となり、死の直前まで、筆者は多くのことを宮本さんから教えてもらった。つまり宮本さんは私の師の一人なのである。宮本さんは生前、多くの論文やテキストを遺されたが、最初の遺稿集である本書に保健師仲間ではない者が解説を加えることには、いささかの躊躇いもあった。しかし、逝去されて日も浅いこのときに、苦労をともにした同業者にはむしろ思いが募り書き難いこともあろうかと、この役をお引き受けすることにした。

本書は、一人の保健師の奮闘記である。宮本さんがいくつかの職を経て保健師になったのは一九八四年（三十四歳）、肺がんと診断されて休職し闘病生活に入ったのは二〇〇一年（五十一歳）のときだから、十六年間の活動の軌跡ということになる。本書は、保健所における宮本さんの個別支援の実践録であるが、意図せずして秀逸な地域保健活動の症例集にもなっている。どの章を読んでも、相談を持ち込んできた人々との出会いの仕方（初期介入技法）から説き起こし、関係維持の方法、必要な社会資源をまとめあげて総合的な支援を可能にするネットワーク構築の方法について、勘所を押さえ、具体的に詳述されている。本書には、並の教科書には書かれていない、明日からでも役に立つ情報と技法が満載されている。

〈症例一覧〉

	疾患（病態）	症候／問題／対応のポイント
第一話	アルコール依存症	アルコール譫妄、アルコール問題家族への対応 近隣からの苦情への対応、精神科救急医療との接点
第二話	統合失調症（母子）、ダニ咬症	近隣からの苦情への対応、治療中断された患者を再び治療に結びつける作業、規定された役割を越えた家族援助―大掃除大作戦
第三話	社会的ひきこもり	対親暴力、保健師が行う家族療法
第四話	知的障害（母子）	青年期の逸脱行為、介入のタイミング、家族療法

第五話	結核＋スモン	難病患者の在宅ケア、徹底した受容と聴くことの意義
第六話	統合失調症、脊髄小脳変性症、アルコール脳症＋解離性障害	未治療の精神病患者への対応、難病患者の家族支援、共依存の母と問題飲酒者の父のつくる家族の問題
第七話	児童の攻撃行動	母の無自覚なネグレクト、妹への暴力、ネットワーク構築
第八話	アルコール依存症＋うつ病、統合失調症	依存的な相談者への具体的生活支援の方法、家庭訪問時の危機状況への対応
第九話	アルコール依存症＋胃がん、共依存、不登校、神経症	アルコール問題家族全員への個別的関与、青年期の逸脱行動、共依存の妻、ACOAの抱く空虚感と寂しさ、家族療法
第十話	汎発性強皮症	難病患者の在宅ケア、ネットワーク構築、宗教者との連携
第十一話	統合失調症、脳性麻痺、筋萎縮性側索硬化症	病識のない精神病者への対応、ネットワーク構築
第十二話	神経症、薬物乱用	外傷体験の連鎖、非行、ネットワーク構築

この表を一瞥すればわかるように、いずれも複数の健康問題を抱え、それが教育、経済など他の生活上の重要な領域に不可避に影響している複合問題家族である。宮本保健師は、表向きの相談事項の裏にある家族の問題を決して見逃さない（第二話の摂食障害者の母、第六話の民宿の女将など）。隠蔽された本質を直感する鋭い嗅覚は、生活の現場に赴き、相談者の言と家族の実像を常に照らし合わせながら関与する経験を積んだフィールド・ワーカーたる保健師ならではのものだと思う。

地域保健の場では、介入の足がかりとなる多少とも話の通じる家族メンバー（キーパーソン）が見当たらず、援助者はどこから手をつけてよいものやら途方に暮れてしまうことがしばしばである。私たち病院勤務医なら、「患者さんがおいでにならないのなら……」と簡単に逃げられるところ、宮本保健師は、どこかに糸口を見出すべく東奔西走する。多くの関係機関を巻き込んで、いつの間にか、あれほど込み入った複雑な問題は丁寧に切り分けられ、それぞれの社会資源を活用できる場所にクライアントを導いていく。

ネットワーク構築の企画実行力も凄い。彼女の情熱は関係スタッフに伝染し、濃密な治療共同体を樹立する起爆剤となる（第十、十一、十二話）。反面、社会的弱者へのまなざしを共有できない医師や関係スタッフとは、ときに正面衝突し（第十、十一話）、見えない涙を流すことになる。

そう、たしかに宮本保健師は怒っている。どうしてこの現象が見えないのか、家族の苦悶が、喘ぎが、何故に聞き取れないのか。それは、見えないのではなく、あえて見ようとせず、聴こうとしていないからだということに彼女は気づく。それならそれでいい、独りでも私はつきあおう。保健師一年生の彼女がすでに蓄えていたこの覚悟（第十一話）は、一体、いつどこで身につけてきたものだろうか。

けれども、宮本保健師はときに孤立しかかっても、それをよしとして独善的に働いたわけでは、もちろんない。取り上げられたような複合問題家族に一人で対応できると考えるほど、彼女は楽天的な夢想家ではなかった。正面から家族に向き合う姿勢を保ちつつ、どうにかして味方を増やし、家族が安定して暮らしていけるセーフティ・ネットを作り上げようとした。どの章を読んでも、これがだめならあれを試してみようと、「手に入れられるもの」を自在に使いこなしていく柔軟性を併せもっていたことが知られる。宮本さんは徹底して現実的な情熱家であった。

宮本さんの活動は、ややもすると自己犠牲的な個人的入れ込みと見なされ、このような尽力は非効率的であると批判されるかもしれない。宮本さん自身にもその批判はいつも意識されていたから、わが奮闘の成果を検証し、自らに言い聞かせるような文言が随所に見つかる。

筆者も、本書を「個別支援の記録」と書いた。しかし症例一覧をもう一度見てほしい。第九話（アルコール問題家族）、第十一話（すべて深刻な障害を背負った三人の息子と筋萎縮性側索硬化症を発病した母の営む家族）を吟味すれば明らかなように、ここでいう個別支援とは、家族を丸ごと引き受け、それぞれのメンバーが抱える問題や苦悩に対して、その場凌ぎではない総合的処方箋を提供することである。それぞれの家族メンバーに別々の機関の支援スタッフが関与し、スタッフ間の協働がなされなかったら、いくらたくさんの努力が投入されたとしても実を結ぶことは難しかったであろう。こうした家族では、もぐら叩きゲームのように、一つの問題を押さえ込んでも、取って代わるように別の場所から新しい問題が噴出してくるのが常である――錆びついた水道管の水漏れ箇所を応急処置したら、再び高くなった水圧に抗しきれず別の傷んだ箇所に穴があくと譬《たと》えてもよいだろう。ことは「応急処置」では間に合わないのだ。ぼろぼろになった水道管を総入れ替えする大作戦は、その家族全員に好影響をもたらしうるのみならず、縦横に広がる精神病理の心理社会的伝達のメカニズムを考慮に入れると、複数世代にまたがる実に多くの人々に福音をもたらす可能性を有している。このような家族に、経済的、教育的、社会福祉的、精神医学的支援を効果的に投入するには、家族全員の心身の病理と家族関係の力動を十分に把握した司令塔が不可欠である。司令塔とは地域保健における「コーディネーター」の謂《いい》である。宮本さんの個別支援とは、そのような、支援統合の方法にほかならない。個人と関わりながら常に全体を見据える視点を失わない宮本さんの姿勢は、ソーシャルワークの枠を超えて、すでに「地域治療」とでもいうべき水準に達している。

繰り返したい。このような関与こそ、真に効率的というべきなのである。

医療・保健・福祉の各分野でも、競争から導かれる経済効率が重視されるようになり、諸サービスの実施において公的機関から民間組織へのアウト・ソーシングが促されている。保健所再編もその動きの一部に過ぎない。これは時代の必然であり、適切な評価が行われる限り、反対すべき理由は少ないように思われる。しかし「適切な評価」の中身はきちんと吟味されなければならない。サービスを受けた人々に「満足度のアンケート」を行った結果をもって全体評価に換えるなどという方法を是認する人は少ないだろうが、短期的な転帰調査だけに依拠するのは片手落ちである。クライアントとの信頼関係を樹立し、混乱した家族の問題を整理し、当面の問題解決に必要な社会資源を投入する――おそらくそれは支援の第一段階に過ぎない。第十話の千鶴子ケース、第十二話の涼子ケースのように、長期にわたる継続的援助の効果を多角的に評価する必要があると思う。

本書を若い保健師はどのように読むだろうか。

こんなの無理だよ、いまどきはやらない浪花節だよ……。

すごいなあ、でも私にはとても真似できない……。

どちらも確かに。しかし、もう一度読み直してほしい。宮本さんのしていることに、じつは特別なことはあまりない。一つ一つの援助行為を、丁寧に、確実に、(泥臭いくらいに)粘り強く続けることがすべての基本になっている。耳を傾けること、相手が自然に心を開くのをじっと待つこと、嘘はつかないこと、ここぞと思ったら毅然として介入すること、関わると決めたら逃げないこと、一度うまくいかなくても諦めずに次の手を考え続けること……、そして仲間を作ること。保健所がこの先どのようになろうと、地域保健の担い手が誰になろうと、貧困や病に苦しむ家族がいなくなるとは思えない。彼らを救い上げるサポーターに、このような基本姿勢の重要性が廃れることはないと言ってよいのではないだろうか。だから宮本さんのことを、私たちには真似のできない「伝説の保健師」と祭り上げてはいけないと筆者は思う。

先駆的なフェミニスト・ソーシャルワーカーであったベルタ・パッペンハイム(ブロイアーの患者アンナ・O)の死を悼んで哲学者マルティン・ブーバーが捧げた言葉は、まるでわが宮本さんのためにあるかのようだ。——世間には精神の人もあり、情熱の人もあるが、どちらも思っているよりも少ない。精神の人にして情熱の人でもあるとなればさらに少ない。しかし、もっとも稀有なのは情熱的な精神の人である……。

宮本さんを突き動かしたものは、涸れることのない熱き思いである。社会的マイノリティが曝される不公平を、断固許容しない気概である。その思いを、彼女は実践を通じて、旺盛な読書欲の力を借りて、豊かな交友資源を活かして、洗練させていった。筆者は、愛と知と行動力を兼ね備えた宮本さんのその心を、「保健師魂」と呼びたいのである。

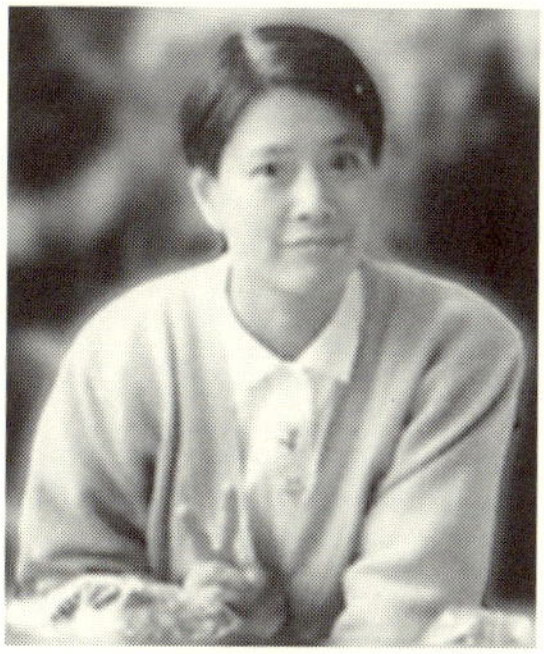

宮本ふみ（みやもと・ふみ）

1949年京都生まれ。1972年に同志社大学文学部社会学科を卒業し、重度心身障害児施設である社会福祉法人枚方療育園に就職する。上京後、根岸病院（精神科）に勤務しながら准看護師資格を、国立療養所東京病院に勤務しながら看護師資格を取得。東京小児療育病院での勤務を経て、1982年、東京都公衆衛生看護専門学校に進学し、保健師免許を取得。保健師としては、東京都三鷹保健所、福生保健所、多摩川保健所、衛生局総務部地域保健課にて勤務した。2006年1月、肺がんのため永眠。享年57。

無名の語り
保健師が「家族」に出会う12の物語

発　行　2006年10月1日　第1版第1刷©
　　　　2022年10月1日　第1版第11刷
著　者　宮本《みやもと》ふみ
発行者　株式会社　医学書院
　　　　代表取締役　金原　俊
　　　　〒113-8719　東京都文京区本郷1-28-23
　　　　電話　03-3817-5600(社内案内)
印刷・製本　三美印刷

ISBN978-4-260-00352-0